「ぐっすり眠れない」「夜明け前に目が覚める」は危険信号

60歳からの認知症にならない眠り方

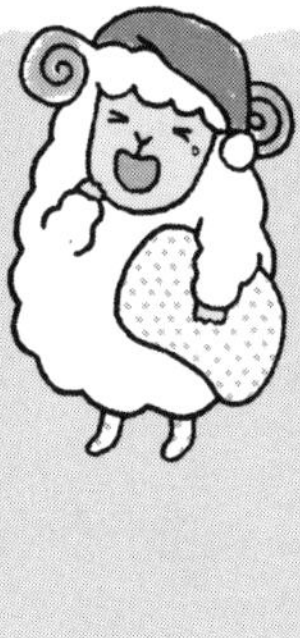

中山明峰
医学博士・睡眠専門医

現代書林

はじめに

患者さんからしばしば「認知症にだけはなりたくない」と聞かされます。それを聞くと複雑な心境になります。残念ながらどのように老い、どの形で最期を迎えるかは、なかなか自分の思う通りにいかないものです。

若いうちは患者さんの言葉を聞き流しましたが、いよいよ還暦を過ぎて、その気持ちがわかるようになりました。

還暦の時期になると、親がいなくなり、子どもたちも自立し、生き甲斐の仕事は終盤、今後社会と関わることが減る嫌な年頃であります。

結婚式に呼ばれなくなり、案内が来るのは葬式ばかり。なんらかの持病を持ち、いよいよ残りの人生をどのように生きるか、本気で考えるようになります。

日本人の平均寿命は昭和20年で男性約50歳、女性は約54歳でした。私が生まれた昭和36年には約15歳延び、令和の今、男性が約81歳、女性が88歳と、戦後から寿命が30歳以上延びたのです。今では還暦は常識、憧れは100歳となりました。

長寿がもたらす幸福と不幸

ところが寿命が延びて、人は幸せになったのでしょうか。

シニア世代が多く来るクリニックでは、身体的には支障なく生活できるのに、「昔はもっとよく聞こえた」「視力がよかった」「脚は丈夫だった」「記憶力がよかった」、などと嘆く人が増えているのも事実です。**寿命が延びたのに、人はもっと欲するようになった**気もします。それに応えなければいけないのも医学や科学です。

高齢者の聴力はデジタル補聴器で聞こえるようになり、白内障手術で目も見えるようになりました。

一方、**なかなか解決ができないのが認知症**であります。認知機能領域に多くの医療者や科学者が目を向けるようになり、薬物も次々と開発されるようになりました。それでも**治療は認知症を止めることが精一杯で、正常に戻すのは至難**です。

メニエール病患者の睡眠の異常

2000年に愛知医科大学睡眠医療センター副部長に就任し、主に睡眠時無呼吸症候群の手術を担当していました。その後、2010年に名古屋市立大学に移り、睡眠医療全般を診るセンター長に就任しました。

睡眠医療センターの運営を開始した時、あることが脳裏をよぎりました。めまいの難病であるメニエール病患者を多数診ていた私は、頻繁に患者さんから「眠れない、眠れない」と聞かされていました。

もしかしてメニエール病患者の睡眠になんらかの異常があるのではないかとひらめ

きました。めまい患者に睡眠検査を行ったところ、メニエール病患者の睡眠の異常を見つけたのです。

睡眠医療で著名な国際雑誌ＪＣＳＭにこのことを報告すると、多くの研究者から注目されるようになりました。それ以来、睡眠時無呼吸症候群の呼吸器病態のみならず、睡眠全体の質を重視しないと、めまいや体調はよくならない、既存のことよりも先回りした予防が重要だと気づいたのです。

質の悪い睡眠が改善すると、めまいのほか、いろいろな症状がよくなることを経験してきました。

日常生活を変えることで、認知機能は改善する

私は今、専門家として学んだ知識である「睡眠」と「めまい」に特化した、世界初めての睡眠めまいクリニックを名古屋駅前に開設しています。

私が生涯かけて研究してきた睡眠医学に基づき、認知症になりたくない方々のために、よい睡眠から認知症を予防する秘訣を伝えたいと考え、この本を書かせていただきました。

年を取れば眠れなくなることが普通だと思われがちです。しかし、多くの睡眠障害は、日常生活を整えることで改善できます。睡眠がよくなることで免疫力も上がり、認知機能が改善し、心身ともに元気になります。

病気になって病院に行くのではなく、病気にならないための予防がもっとも大切だと思います。シニア世代は認知機能を落とさずに健康であること、それで初めて世界の長寿国と言えるのではないでしょうか。

この本で伝えたいこと

睡眠医学は複雑で理解しにくいところがあります。そのため睡眠に対する誤解も多く生じています。

例えば、金縛りはオカルト現象だ、二度寝をしてはいけない、昼寝すると夜眠れない、などは、正しい知識ではありません。

まずは**睡眠に対する誤解を解き、睡眠医学の基本をわかりやすく解説**したいと思います。

現在、国連の世界保健機関（WHO）では65歳から高齢者と定義しています。認知症にならない元気な高齢者でいるため、60歳から予防をすることが重要です。

そのためには、認知症の現状を知る必要があり、また、認知症と睡眠にはどのような関連性があるのかを知っていただきたいです。

「どのように寝たらいいか」「どれが正しい睡眠法なのかがわからない」と多くの声を聞きます。**年だから眠れないと諦めるのではなく、年を取っても、ぐっすり眠る方法がある**ことをお話ししたいと思います。

年を取ると睡眠ホルモンが変化するのは事実です。

しかし、**日常生活を変えるだけで睡眠ホルモンは減らすことも、増やすこともできるのです。食べ物や飲み物で睡眠ホルモンが変わることは意外と知られていません。**

いい睡眠を取るには、朝からの正しい習慣が大切です。明日の朝から取り組めば、明夜の睡眠が改善する可能性があります。

社会生活の現状を把握し、シニア世代がどうすれば楽しく生活できるのか、ぐっすり眠ることができるのか、などについて、新たなる提案をしたいと思います。

最後の章で、「眠れない」というひと言でクリニックから睡眠薬を処方されている読者のために、不眠治療のお話をしたいと思います。

睡眠薬は、場合によってはたいへん役に立ちます。しかし診断もせずに投薬すると薬物依存になる危険性もあります。また、睡眠薬の種類によっては認知機能低下につながることもあります。

睡眠薬についても少し学びませんか。睡眠薬の歴史について知り、必要に応じての投薬であれば、いざという時に安心です。

還暦を過ぎた私が高齢者の初心者という気持ちを持ち、人生で学ばせていただいたすべての知識を結集し、最後の日まで悔いが残らないように、本書を綴りました。楽しく、笑みがこぼれ、すべての読者に喜んで読んでいただけるよう、心から願っています。

2023年8月

中山明峰

PART 1

睡眠時間が6時間以下なら、認知症になりやすい

PART 2

レム睡眠が不足すると、認知症になりやすい

PART 3

認知症にならない眠り方 1 午前の過ごし方

PART 4

認知症にならない眠り方 2 午後の過ごし方

PART 5

認知症にならない眠り方 3 夜の過ごし方

PART 6

認知症にならない眠り方 4 寝室での過ごし方

PART 7

寝酒の危険性と、正しい睡眠薬の使い方

PART 1

睡眠時間が
6時間以下なら、
認知症に
なりやすい

日本の認知症患者は世界でトップ

日本の平均寿命は世界トップクラスであることはご存知でしょう。世界保健機関（WHO）が発表の世界保健統計（2023年版）によると、男性の平均寿命の上位国は、1位がスイス（81・8歳）、2位が日本（81・5歳）、3位がオーストラリア（81・3歳）となっています。女性の平均寿命の上位国は、1位が日本（86・9歳）、2位が韓国（86・1歳）、3位がスペイン（85・7歳）です（図1）。

ところで、経済協力開発機構（OECD）に加盟している先進国35カ国の中で、日本は人口における認知症患者の割合が最多です。**日本における認知症有病率は2・33％と、OECD全体の平均値である1・48％を大きく上回っています。**

日本の人口における認知症患者の割合が、世界で一番高いことがわかりました。日

図1　世界の男女平均寿命

順位	国名・地域名	男女平均寿命（年齢）	順位	国名・地域名	男性の平均寿命（年齢）	順位	国名・地域名	女性の平均寿命（年齢）
1	**日本**	**84.3**	1	スイス	81.8	**1**	**日本**	**86.9**
2	スイス	83.4	**2**	**日本**	**81.5**	2	韓国	86.1
3	韓国	83.3	3	オーストラリア	81.3	3	スペイン	85.7
4	シンガポール	83.2	4	キプロス	81.1	4	シンガポール	85.5
4	スペイン	83.2	4	ノルウェー	81.1	5	キプロス	85.1
6	キプロス	83.1	6	シンガポール	81.0	5	フランス	85.1

出典：世界保健機関「世界保健統計」

本は医療機関での認知症診断が進んでいることもありますが、高齢者人口が多いことも要因でしょう。

実際に、65歳以上になると5歳年齢が上がるごとに認知症リスクは高くなっています。

4人に1人は認知症になる

厚生労働省の推計では、2025年には、認知症とMCI（軽度認知障害）の患者数は約4人に1名になるといわれています。

つまり夫婦であれば、双方の両親のうち

図2　ひとり暮らしの高齢者数の推移

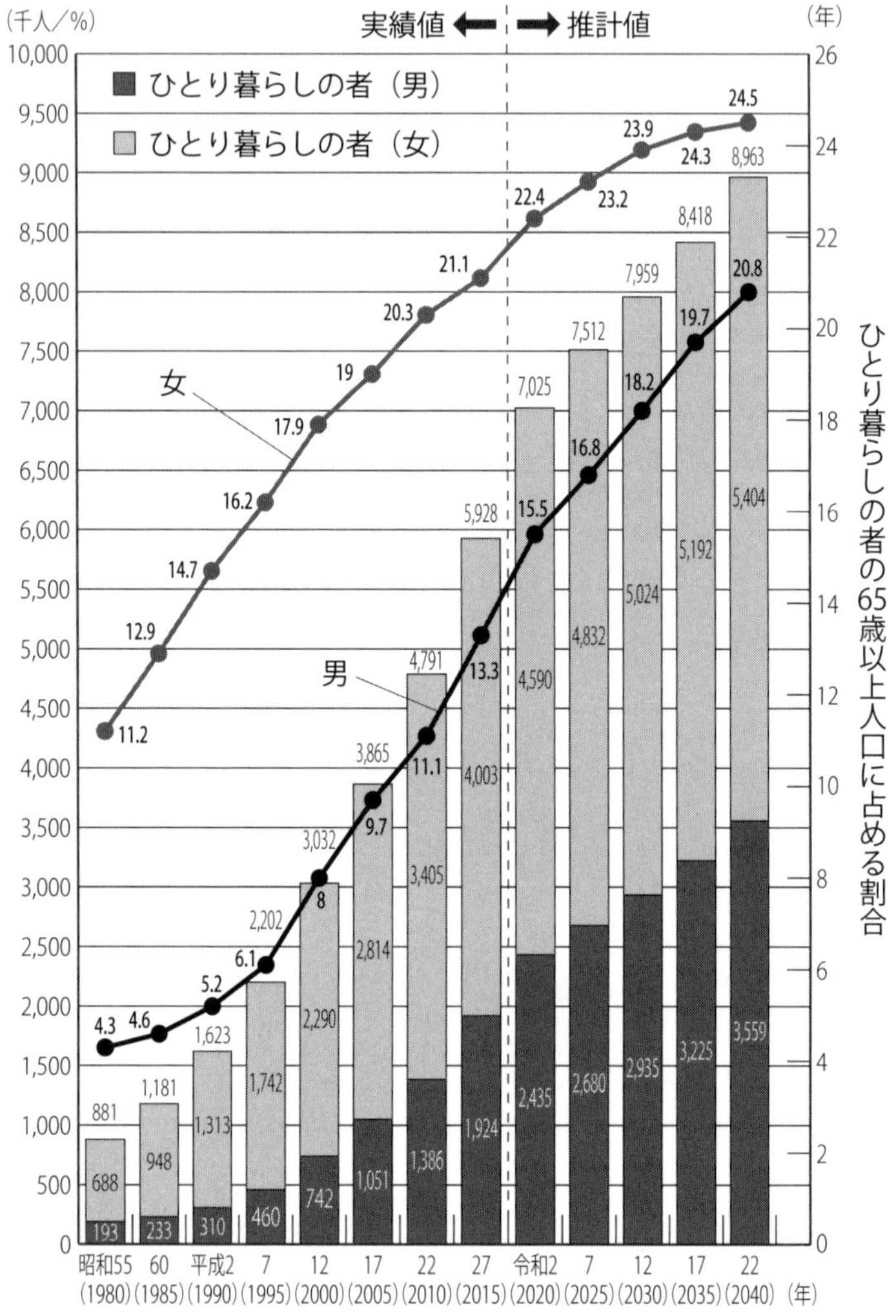

出典：内閣府「令和3年版高齢社会白書」

1名は認知症を罹患していることになります。

今や、認知症は自分の家族にとって身近な存在であり、どの年代にとっても気になる病気となっています。

この背景にはひとり暮らしの高齢者が急増している事実も示されています（図2）。20年後、30年後のこうした超高齢社会における介護問題に備えるため、国が長期的な視点に立って、サービスモデルの転換を模索し始めました。

認知症が日常生活で予防できることは、科学的に証明されている

認知症をきたす原因疾患にはアルツハイマー型認知症や血管性認知症のほか、さまざまなものがあります。

つまり、**認知症とは記憶障害や理解・判断力の低下などの知的機能低下を主症状とする「症候群」**です。診療の場においてはその原因疾患が何であるのか、どの程度の

図3　認知症の原因疾患

脳神経変性疾患	アルツハイマー病、ピック病、パーキンソン病、ハンチントン病、進行性核上性麻痺、脊髄小脳変性症、など
脳血管障害	脳梗塞、脳出血、など
頭部外傷	脳内出血、脳挫傷、慢性硬膜下血腫、など
悪性腫瘍	脳原発性悪性腫瘍、脳転移性悪性腫瘍、癌性髄膜炎、など
感染症	ウイルス（コロナなど）性脳炎・髄膜炎、脳膿瘍、クロイツフェルト・ヤコブ病、など
代謝・栄養障害	ウェルニッケ脳症、ペラグラ脳症、ビタミン B1 欠乏症、電解質異常、脱水、など
内分泌疾患	甲状腺機能低下症、副腎皮質機能亢進症、副腎皮質機能低下症、など
中毒性疾患	薬物中毒（向精神薬、ステロイドホルモン、など）、アルコール、一酸化炭素中毒、金属中毒（水銀、アルミニウム、鉛、など）
その他	低酸素脳症、正常圧水頭症、など

図4 正常／アルツハイマー病の脳の比較

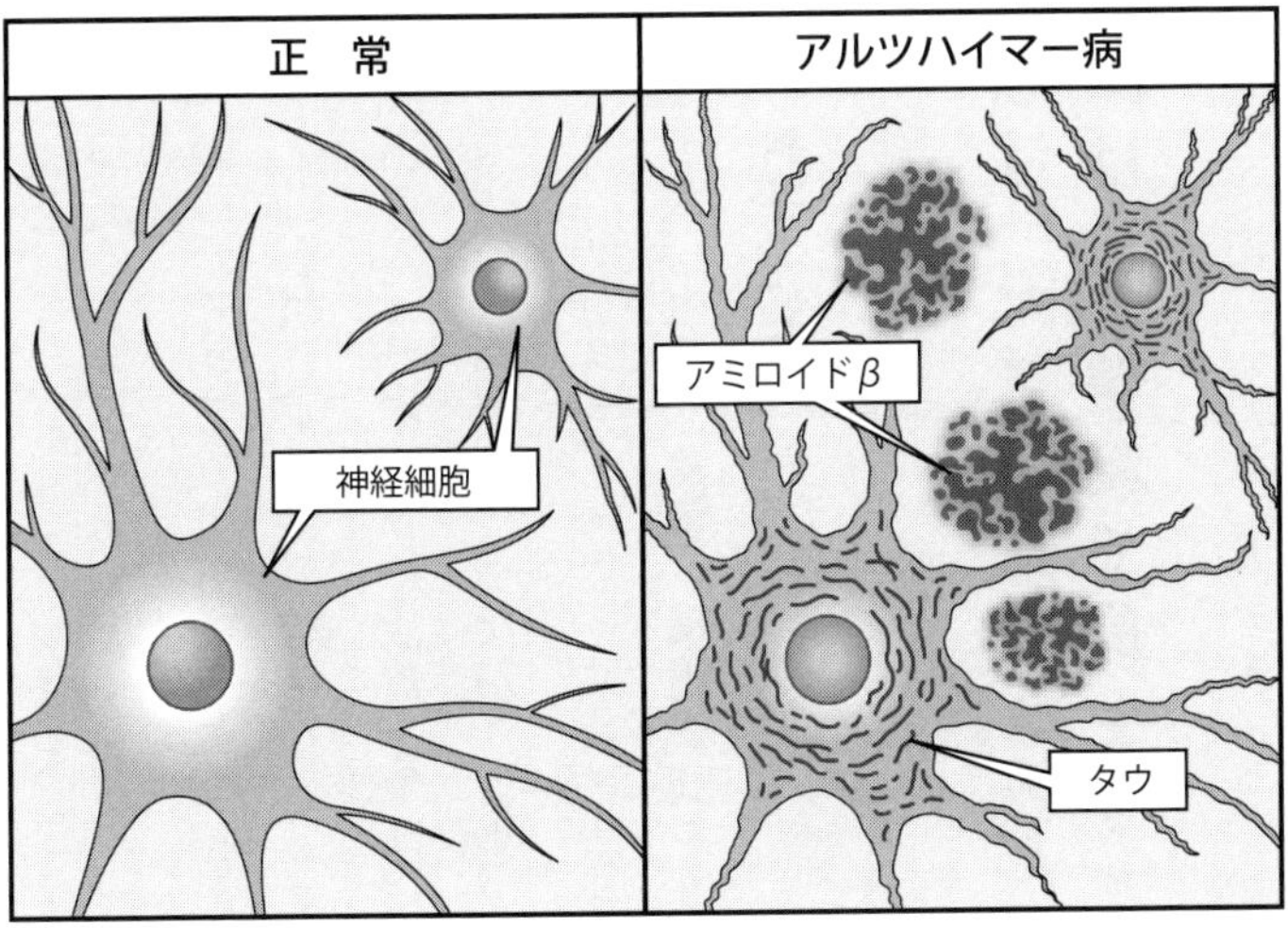

害であるのかといった、より具体的な判断が求められるようになっています。

右ページの図3のように、原因不明で進行する脳神経変性疾患（アルツハイマー病、ピック病、パーキンソン病、ハンチントン病など）や、脳血管障害（脳梗塞、脳血栓、脳出血など）に伴って出るもの、頭部外傷、悪性腫瘍、感染症、代謝・栄養障害、内分泌疾患などに合併する場合もあります。

注目すべきことは、例えばアルコール依存と関連性が深いウェルニッケ脳症、偏った食事に由来するビタミンB1欠乏症などです。つまり、日常生活で防止することができる場合もあるということです。

認知症のひとつであるアルツハイマー病は発症20年以上前から脳内にアミロイドβが沈着し、その広がりとともに、神経原線維変化が大脳新皮質へと出現して認知機能低下を引き起こすことが知られています（25ページの図4）。

脳内のアミロイドβの沈着を早期に把握し、この過程を抑制することが、アルツハイマー病の病態制御につながります。現時点では、疫学的研究から明らかにされた環境要因への介入がもっとも現実的な手段であり、効果も大きいと考えられます。

つまり、**生活、食事、環境様式を変えることで、認知症を遅らせることができることも科学で証明**されました。

理想は「元気で長生き」だが、実際は「不健康で長生き」な人が多い

近年、厚生労働省も平均寿命はさることながら、健康寿命も重視するようになりま

図5　平均寿命と健康寿命の推移

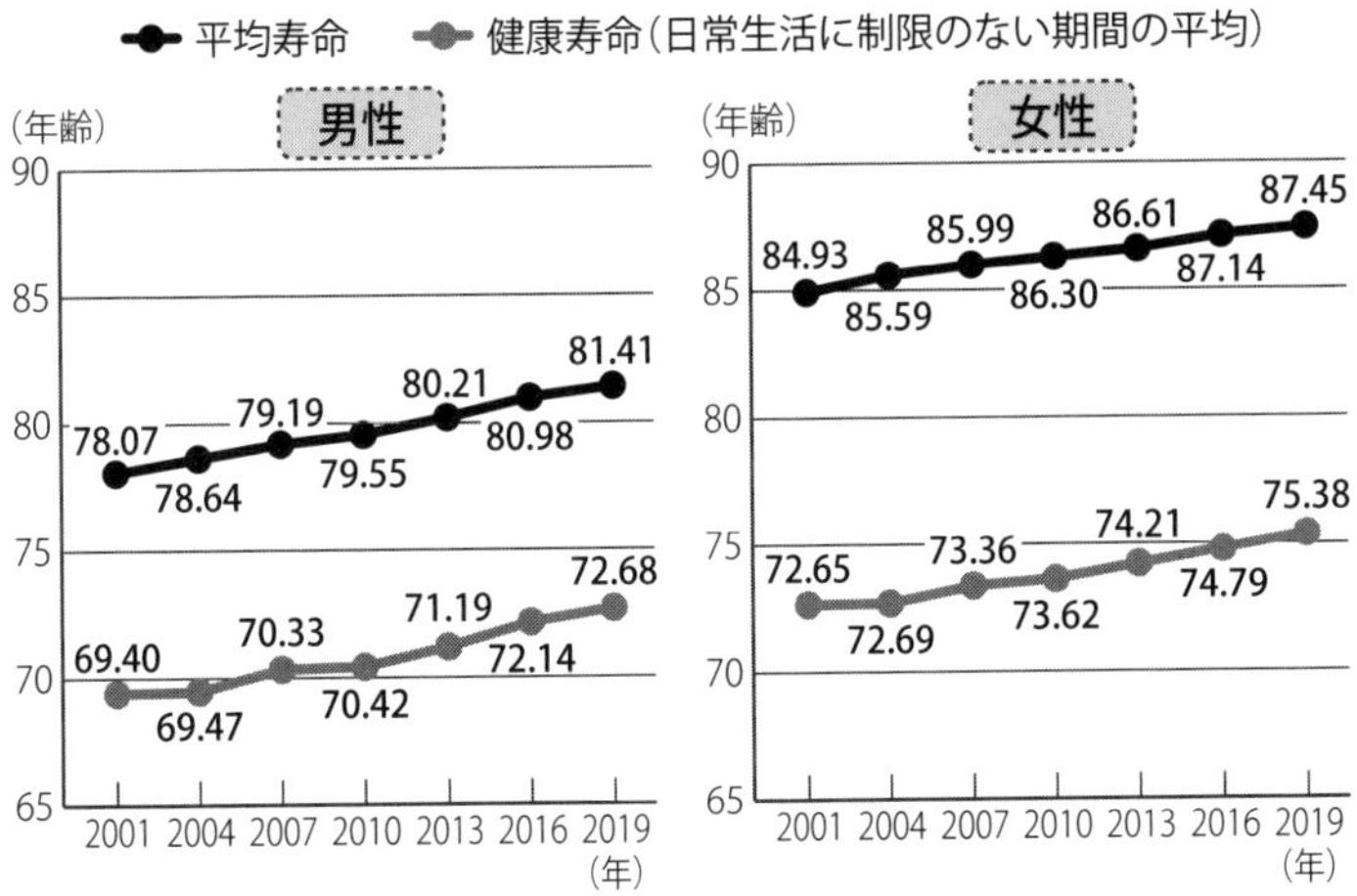

出典：厚生労働省 e-ヘルスネット

した。

平均寿命とは「0歳における平均余命」のことで、厚生労働省発表データでは2019年の平均寿命は男性81・41歳、女性87・45歳です。

一方、健康寿命とは「健康上の問題で日常生活が制限されることなく生活できる期間」のことをいい、2019年の健康寿命は男性72・68歳、女性75・38歳となっています。2001年から男性のほうが女性より健康寿命は延伸しており、男女差も若干縮小しています（図5）。

平均寿命と健康寿命の差は日常生活に制限のある「不健康な期間」を意味します。

これは、2010年から男女とも、徐々に縮小傾向にあり、2019年では男性8・73年、女性12・07年となっています。

つまり、**寿命が延び、かつ健康であることがもっとも理想**です。逆を言えば、不健康であることは、年輩者を世話する人が必要です。

すでに始まった少子化による日本人口の減少を考えますと、長生きであるとともに、元気でいることが重要です。

夕方5時に帰るアメリカ人。終電まで働く日本人

不思議と日本人は眠らないことを自慢します。

特に昭和の時代は「昨日深夜まで起きて勉強したよ」「徹夜で仕事したよ」「帰りは終電だよ」などと、なぜか眠らないことは勤勉だと思う傾向があります。

外国から友人が日本に来ると、不思議に思うことがあるようです。「なぜ電車の中

で眠っている人が多いの？」とよく聞かれるのです。その表情は決してすごいと思っている訳ではなく、むしろ逆に「日本人、大丈夫？」というものです。

米国に留学で渡った頃、研究室から自宅に帰るタイミングがわかりませんでした。というのも、日本では教授が帰るまで帰れないのが常識だったし、先輩たちもそれを知っていて、後輩たちに声をかけてから帰ることが多々ありました。

ところが米国では夜7時頃、警備員が研究室に入ってきて、私を変な目で見て、「なぜ、まだいるの？」と聞かれました。ふと駐車場を見ると、自分の車1台が残るのみでした。誰も声をかけず、皆が夕方5時にさっさと帰るのが常識でした。

米国では、子どもが学校で残されるとしたら、相当悪いいたずらをした時の罰としてです。また、会社員ならば何か大きなミスをした時だけに起きることのようです。

その代わり朝は早くて、職場での会議が朝6時に開始するのは珍しいことではありません。夕方以降学校や職場にいない状態は、当時の私にとっては大きなカルチャーショックでした。

この背景には夜に外にいるのは危険だという意識もあるようです。夜の時間は家族と過ごすものだというのが常識です。

高度成長期の昭和時代、家は女性に任せて男性は終電まで仕事をすることが当たり前で、男性は家にいること自体に罪意識を持っていました。

眠らない日本人

米国から帰国後、「上司が帰らないと部下は帰れない」という文化を壊したく、名古屋市立大学睡眠医療センター長であった頃は自分から率先して夕方に帰宅しました。

睡眠を専門とする人間が睡眠障害を起こしては患者の模範になれないという思いで始めた行動でしたが、早く帰宅することによって初めてまともな睡眠時間が取れることに気づきました。今のクリニックを完全予約制にしたのも、終了時間には患者とともにスタッフ全員が帰宅できるようにするためであり、クリニックで職員が残業しないのは珍しいと思います。

世界において、眠らないことを美徳とする日本では極端に睡眠時間が最短であります。ＯＥＣＤが２０２１年に発表したデータでは、日本人の平均睡眠時間は7時間22分で加盟30カ国の最下位。平均より1時間も少ないのです。9〜18歳を対象とした調査でも、日本人の平日の睡眠時間はヨーロッパ諸国と比較して1〜2時間少ない。大人も子どもも、日本は世界で一番寝ていない国なのです（32ページの図6）。

２０１４年の調査では、１９７０年代まで世界の睡眠時間とそれほど大差はありませんでしたが、１９８０年以降から年々短くなり、**50年の間に約1時間の睡眠時間が失われている**ことがわかりました（33ページの図7）。

このことは特に仕事をしている人に顕著です。

日本は男女差においても世界と比べて著しく較差がみられます。

世界各国では女性のほうが男性よりも睡眠時間が長いのに、日本は著しく女性の睡眠時間が短く、昭和から平成に移っても女性への家事育児の負担が軽減していないこ

図6　国別の平均睡眠時間

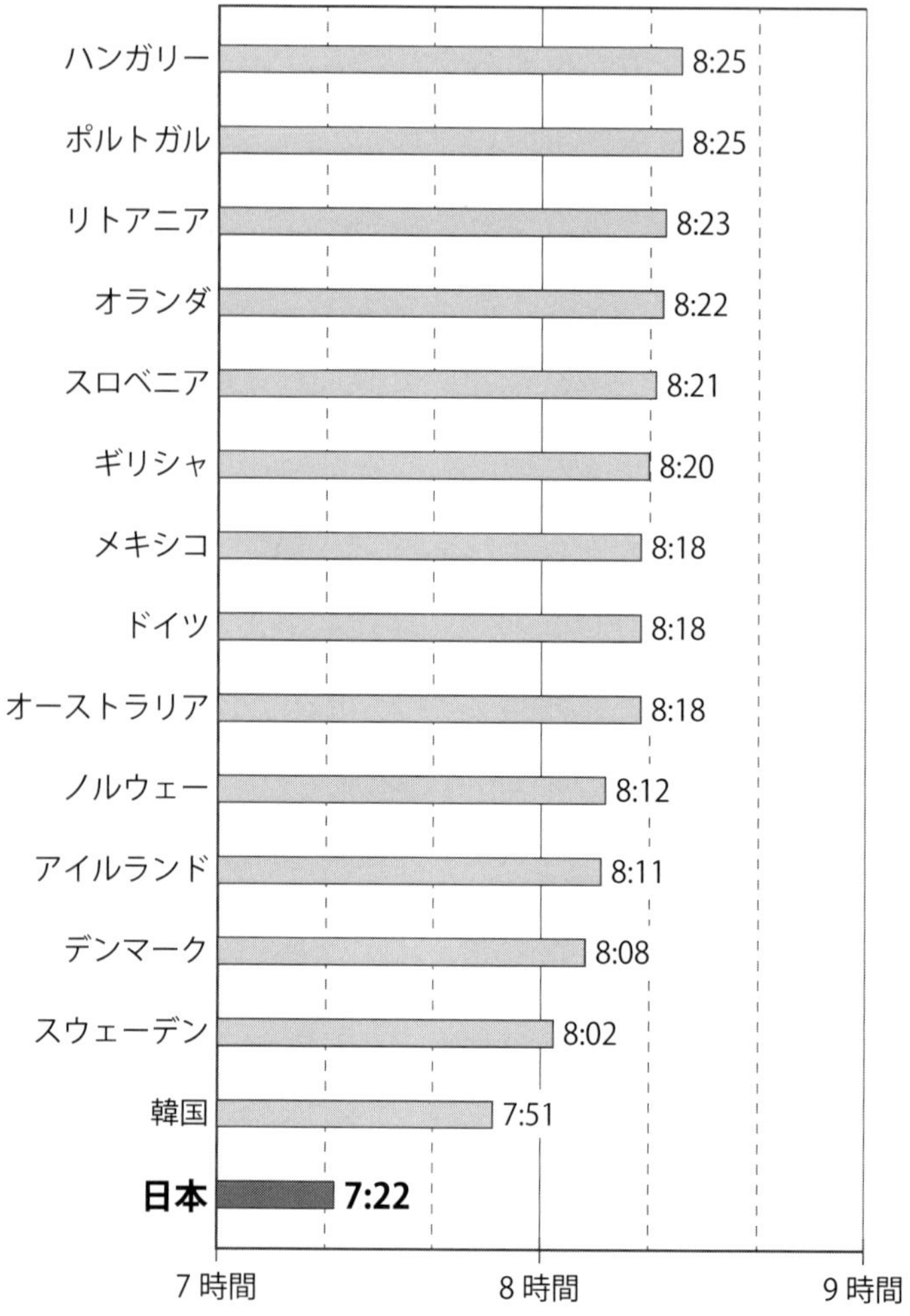

出典：OECD（経済協力開発機構）Gender data portal 2021, Time use across the world

図7 平均睡眠時間の推移

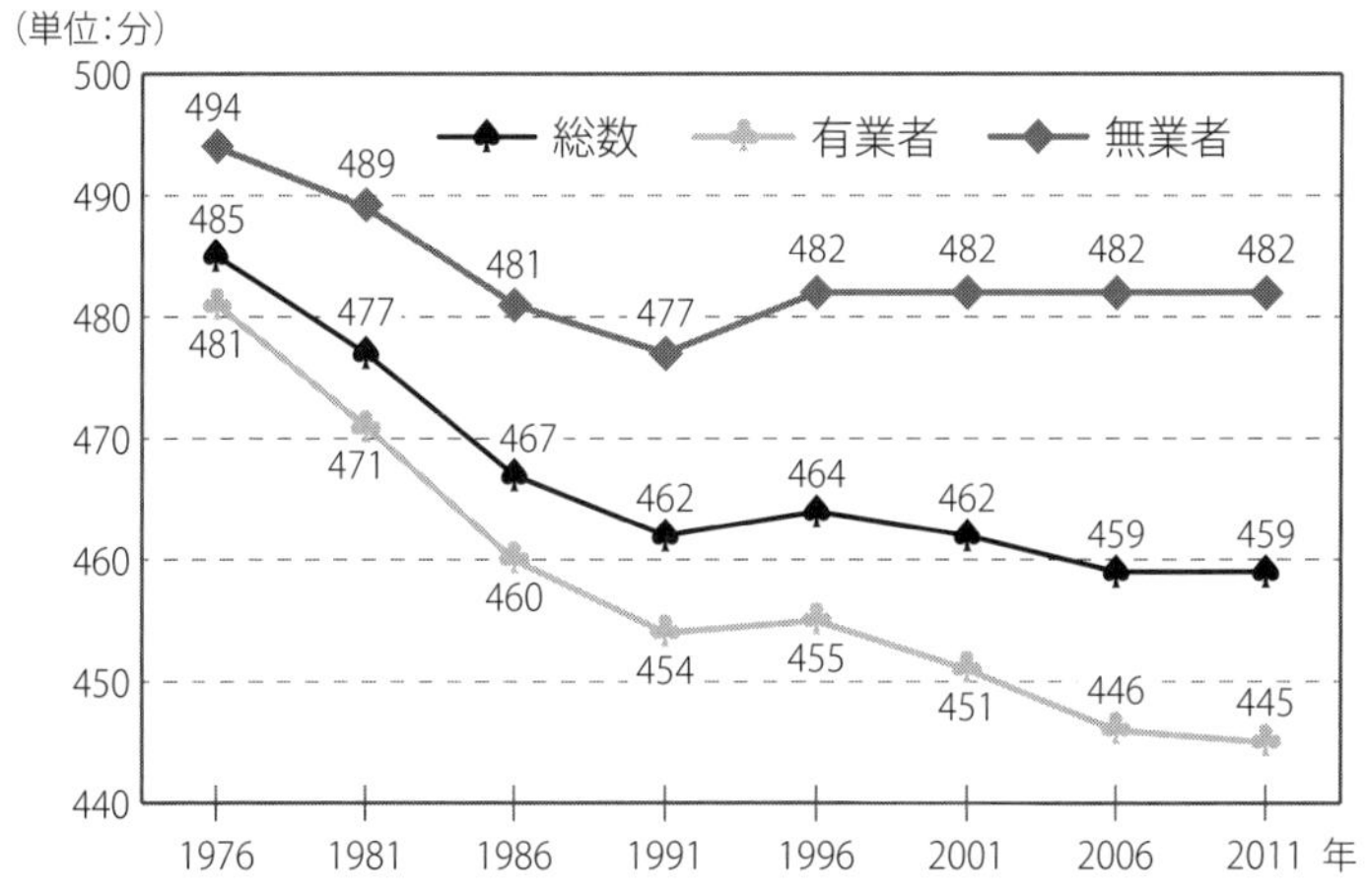

出典:総務省統計局「社会生活基本調査」

図8 男女の睡眠時間の国際比較

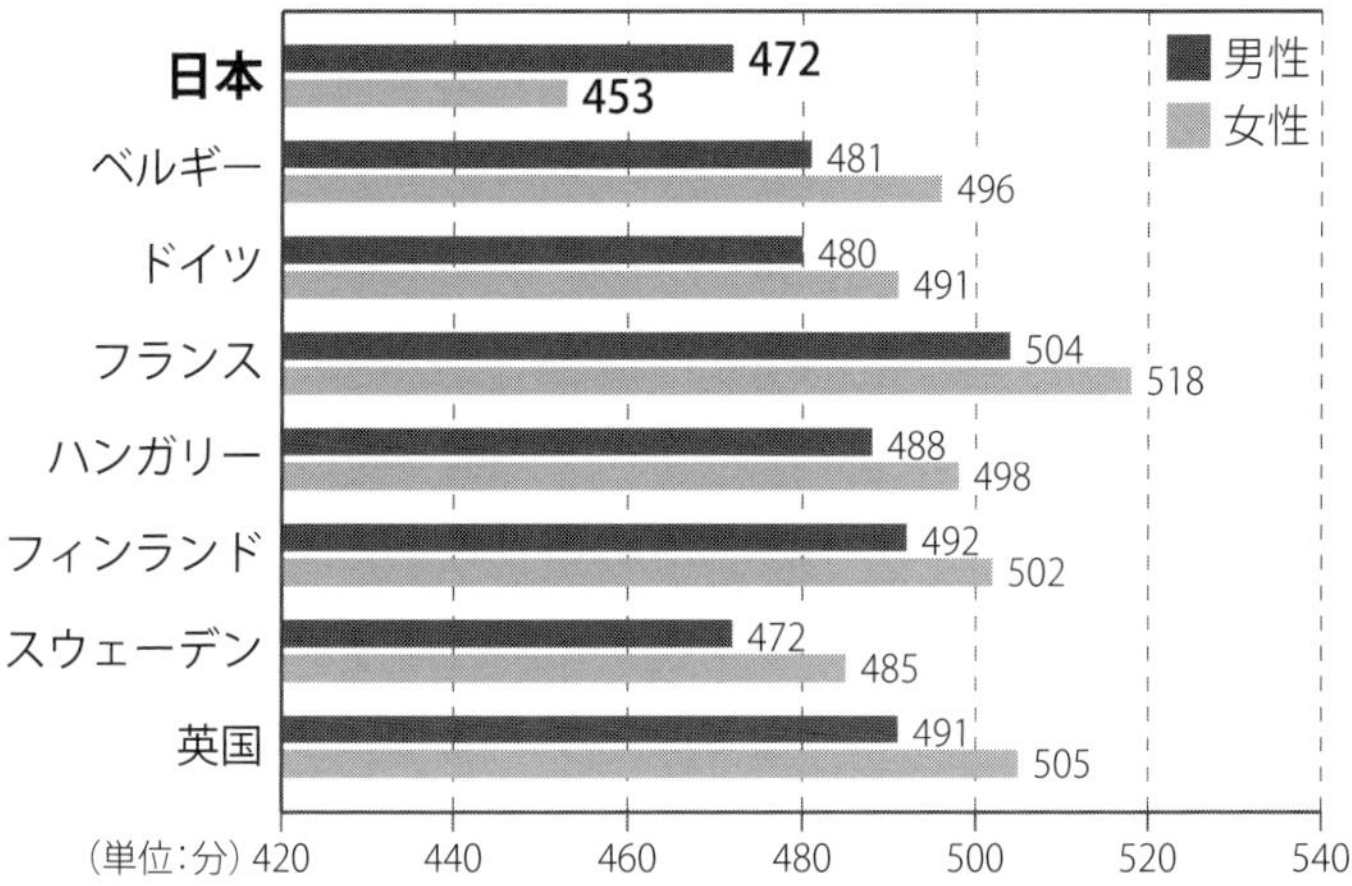

出典:OECD, Society at a Glance 2009

とが示唆されます（33ページの図8）。

ここまでのデータをまとめると、こうなります。

- 日本は世界でもっとも長寿な国
- 日本は世界でもっとも認知症が多い国
- 日本は世界でもっとも眠らない国

長寿であっても認知症が多いと健康寿命が短くなる。

認知症が多い原因の背景に「眠らない」「眠れない」は誘因になっていないだろうか——。

その関係について考えてみたいと思います。

眠らないとどうなる⁉

人は一日の3分の1の時間を睡眠にあてていますが、なぜこんなに長い時間が必要なのでしょうか?

充電しないと使いたい時に携帯電話やスマートフォンが使えないように、人が起きている間に活動できるようにするための充電時間が睡眠です。

電池は携帯用電子機器の命ともいわれています。近年は一体型で電池が劣化すると電子機器も寿命が終わります。私たちは必ず残っている電池量を見ながら機器を使ったり、充電したりします。

充電する際に、充電の途中でコンセントに「挿しては抜く」の行為を繰り返すと電池が劣化しやすいのと同じように、睡眠も正しく行われないと、人の体も劣化します。

睡眠には、心身の疲労を回復する働きがあります。このため睡眠が量的に不足したり、質的に悪化したりすると、健康上の問題や生活への支障が生じてきます。睡眠時間の不足や睡眠の質の悪化は、生活習慣病のリスク、さらに認知症につながることがわかってきました。

なぜイルカやクジラは寝ている時に溺れない？

イルカやクジラは哺乳類です。哺乳類とは肺呼吸をし、子宮で子どもを産む動物のことです。肺で呼吸するなら、なぜイルカやクジラは寝ている間に溺れないのでしょうか？

眠るということは、活動中に疲れた脳と体を休ませる時間です。充電中である睡眠時間は脳や体の機能が低下します。人なら水中で眠ったら筋肉が弛緩して完全に沈み、その瞬間に水を吸ってしまい溺れます。眠りに入ると脳も体も機能低下し、哺乳類は生命に危険性をきたします。

答えをお教えしましょう。実は**イルカやクジラは右脳と左脳を交代で休ませる**のです。

哺乳類の脳から出る神経は通常反対側の体に命令がいきます。これを人間に例えると、右脳が睡眠に入ると左脳が起きて、右半身の右手と右足で体が沈まないようにバランスをとっているのです。渡り鳥もこの原理で何日も飛び続けることができます。

そもそも人は、どのようにして眠っているのか？

ところが人間は、イルカやクジラとは異なる方法で睡眠を取ります。

活動中一番疲れるのは脳であり、眠りに入るとまず脳の大部分を休ませ、体がいつでも動けるように少しだけ休ませます。この状態が約1時間経過すると、脳と体が交代して脳が起きて、体が休むようにします。

この状態は睡眠中の危機に対処するための生理現象といわれます。もし脳も体も完全に機能が低下すると、いざ火事などの危険が迫った時、逃げ出せなくなります。

つまり、**脳か体どちらかが、睡眠中に機能が低下した人間の警備**をしているのです。

90分が睡眠のサイクル？

脳が先に眠って体が起きている状態をノンレム睡眠（non-REM）、脳が起きて体が寝ている状態をレム睡眠（REM）といいます。

睡眠中にこの生理現象を発見したのは、シカゴ大学のウィリアム・C・デメント教授と当時大学院生だったユージン・アセリンスキーです。

人が眠っている間、瞼の下で目玉がキョロキョロ動く時間帯があります。睡眠中の脳波を解析すると、この目玉がキョロキョロ動く時期に脳も忙しく動き、目玉の動きが止まると脳の機能も低下する2つの時間帯があります。

目玉が動く時間帯をレム（REM、rapid eye movementの略、急速眼球運動の意味）、そうではない時間帯をノンレム（non-REMは急速眼球運動ではないという意味）とデメント教授らは命名しました。

さらにレム期には体が脱力を起こし、全身筋肉が弛緩しているのに眼球を動かす筋

図9 睡眠周期

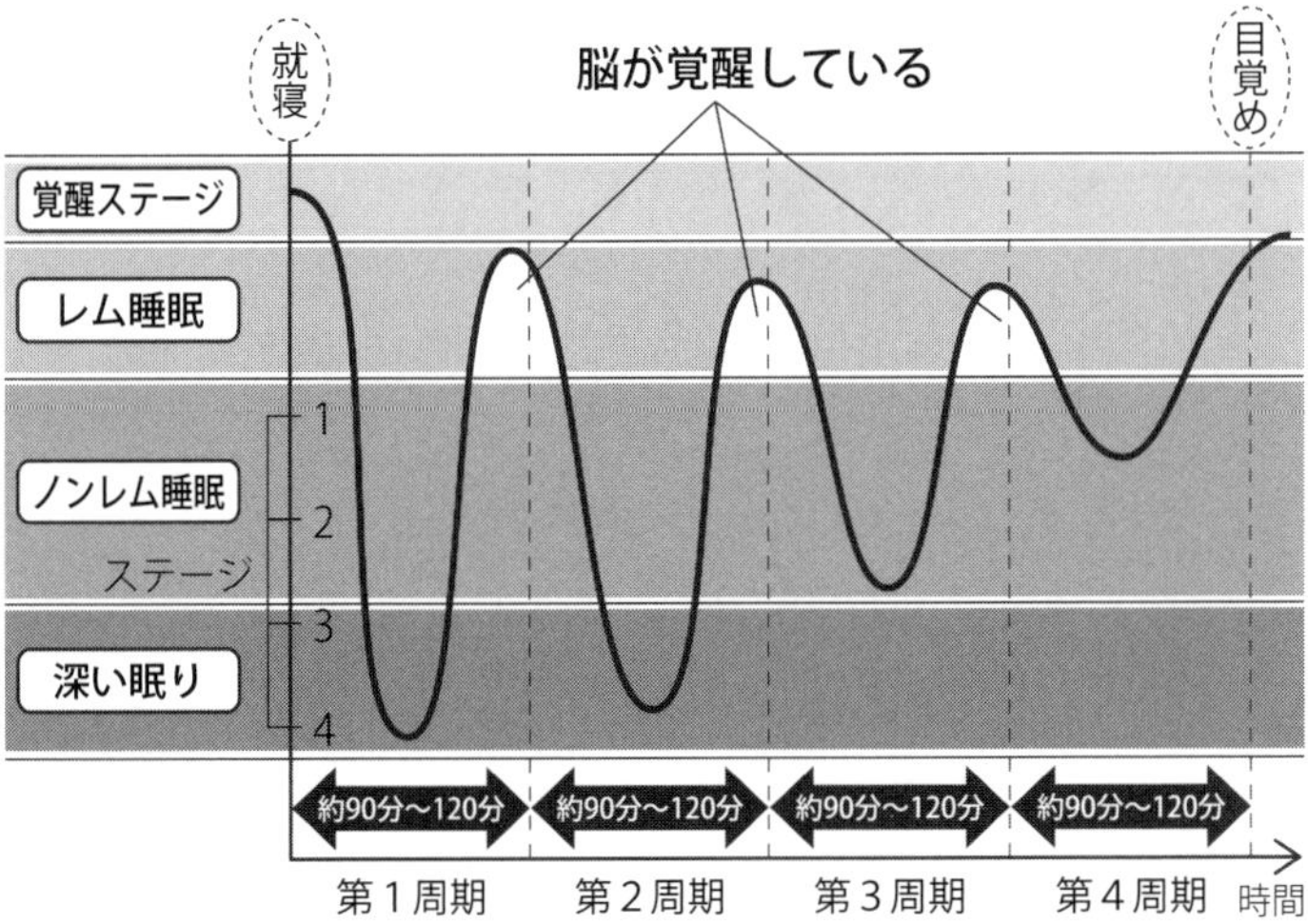

肉だけは激しく動いていることから、この眼球運動は脳の動きと連結している、つまり、レム期は夢を見ていて、眼球運動は夢を見るため、まるで映画のスクリーンを見ているように目をキョロキョロさせているのだと考えました。

人間は眠りに入ると、**まずノンレム睡眠で脳を約60分休ませた後、約30分間のレム睡眠で脳が起きて体を休ませる、トータル約90分で睡眠を行います**（図9）。

この約90分を睡眠のサイクル、つまり90分周期の睡眠を何度か繰り返して朝を迎えるのが定説でした。実際のところ、ノンレム睡眠とレム睡眠の順番は変わりませんが、1サイクルは60～120分の個人差があります。

眠っている時は「編集作業」をしている

人間をロボットに例えてみましょう。

起きている間は活動に対して脳で思考し、体に命令を与え、適切な行動を行う忙しい時間を過ごします。この時間中に眼から録画、耳から録音、さらに鼻から匂いの記録、触覚から触ったものの感触、などと大量の情報を脳に一時記録します。

活動中の脳の思考は目の前の出来事をこなす臨時の対応であるため、その判断が誤る可能性があります。**人は眠る頃になると昼間の行動に後悔を感じて眠れなくなるのは、このため**です。

脳は体の中でもっとも酸素やエネルギーを消耗する場所であり、睡眠に入ったらまず脳をノンレム期に休ませます。レム期に入ると、人は昼間記録した画像、音、匂い、感触などを早回しで見直し、さらにこれらの記録を編集します。まるで私たちがカメラで録画した画像を編集するような作業が行われます。

編集された記録は、脳に保存されます。記録保存をする際には、脳の記憶保存量を安定化するために、古いディスクを整理し、どの古い記憶を捨て、どの新しい情報を保存するか、自動で判断します。

レム睡眠は人の記憶にとってたいへん重要な時間帯であり、後に話しますが、レム睡眠が不足すると認知機能に影響を与えるといわれます。

なぜ夢の内容を忘れてしまうのか？

レム睡眠は夢を見ている時間帯とよくいわれますが、「いや、自分はたまにしか夢を見ない」「絶対、毎日夢を見ることはない」と考える人が多いかもしれません。

実は1周期のノンレム・レム睡眠が終わると、次の2周期目のノンレム・レム睡眠に移ります。この間に時々、目が覚めることがあります。レム睡眠中、もしくはレム睡眠が終わった直後に目が覚めると、その時に見た夢の内容を覚えています。また目が覚めずにそのまま次の睡眠周期に入ると、朝には夢をすべて忘れているようになるのです。

レム期で見る夢に対して、脳の情報が体に伝わっても、体は脱力を起こしているため、夢を見ている最中に体は動きません。

しかし実は脳はレム期で記憶を整理しながら、その内容で感情が変動し、それが自律神経を介して体の細かいところで生理現象が変化します。

つまり夢の内容に伴って血圧や脈拍が上がったり、下がったりします。怖い夢を見れば心臓が踊り、ほのぼのとした夢を見ると心拍が落ち着きます。

現時点の研究で夢を見ている時期はわかっても夢の内容まではわかりません。しかし、**睡眠中の自律神経反応、血圧や脈拍の動揺を見ると、ある程度夢を見ている内容が興奮するものなのか、気持ちが安定するものなのかを推測することはできます。**

また、激しい夢、驚く夢を見ていると自律神経が高ぶり、それが眠っている体を起こし、覚醒してしまうことがあります。それが悪夢で飛び上がる現象となるのです。

このレム期で夢が途切れて覚醒につながると、その直前の夢の内容を覚えていて、人は「夢を見た」と感じるのです。

従って、他の誰かの夢の内容を確実に知りたいのであれば、睡眠中に瞼の下で眼球がキョロキョロし出した時に起こせば、その時に見ている夢をあなたに話してくれることでしょう。

睡眠不足が悪影響を及ぼすメカニズム

人は年齢とともに睡眠時間が減少します。**小児期は9時間ほど睡眠していたのが年とともに減少します。成人すると約7時間、そして高齢になると6時間程度に減ります**（44ページの図10）。脳波の内容を見ると、レム睡眠とノンレム睡眠中の深睡眠が減り、代わりに中途覚醒が増えます。

図10　年齢と睡眠時間

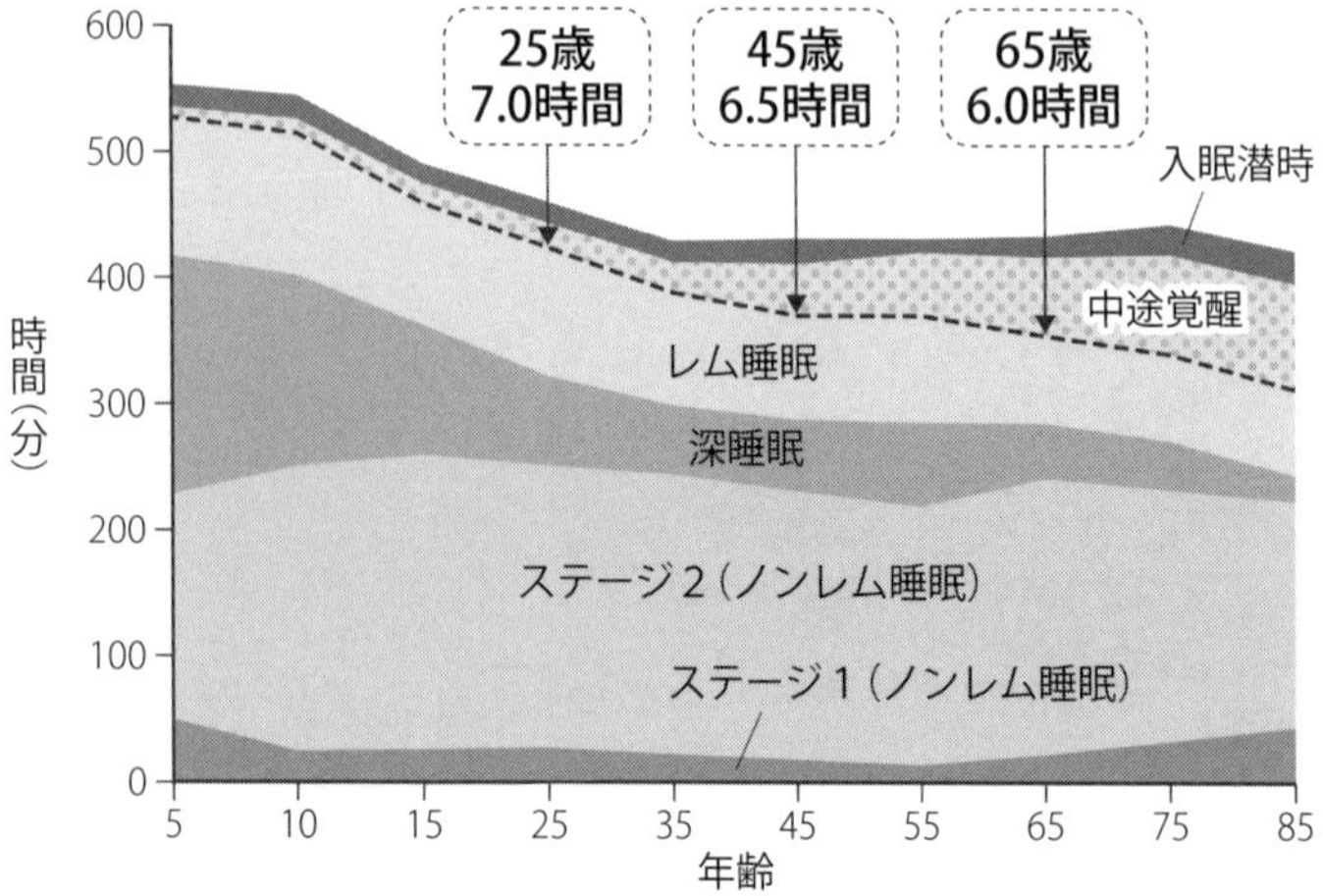

出典：Ohayon M.M. et al, Sleep, 27(7), 1255-1273, 2004

睡眠とは活動中に心身が受けた傷を癒やす、疲れた脳と体の充電です。そのため、年齢に適切な睡眠を取らなければ、翌日充分に活動することができなくなります。

睡眠が不足したまま翌日活動をすると、脳も体も節約モードに入ります。つまり、睡眠不足の翌日にボーッとするのは、充分に充電がなされていないからで、いい活動ができなくなります。すると仕事や家事のパフォーマンス、学生でいうと学習能力などが低下します。

頑張っているのに結果がよくならないと人は気持ちが沈み、メンタルまでが不安定になってしまいます。この状態に陥ると、自律神経が障害を受けます。

自律神経とは人が意識せずに勝手に体をコントロールしてくれる神経です。

自律神経には興奮する時に活動する交感神経と、お休みする時に活動する副交感神経があります。

通常、人は昼間に活動する時に交感神経が働きます。すると脈拍、血圧が上がり、脳の電波も激しく動き、活発に仕事ができるようになります。夜になると副交感神経が動いて体が静まり、気持ちが穏やかになり、脈拍、血圧なども下がります。

睡眠中はもっとも副交感神経が働く時間帯であり、充分にこの時間を過ごすと、朝にぱっと目が覚めた瞬間に交感神経に切り替わっていきます。

睡眠時間が6時間以下の人は、認知症になりやすい

ところが睡眠が悪くなると、まずは朝、目が覚めにくくなります。そこからの連鎖

図11　睡眠時間の客観的尺度

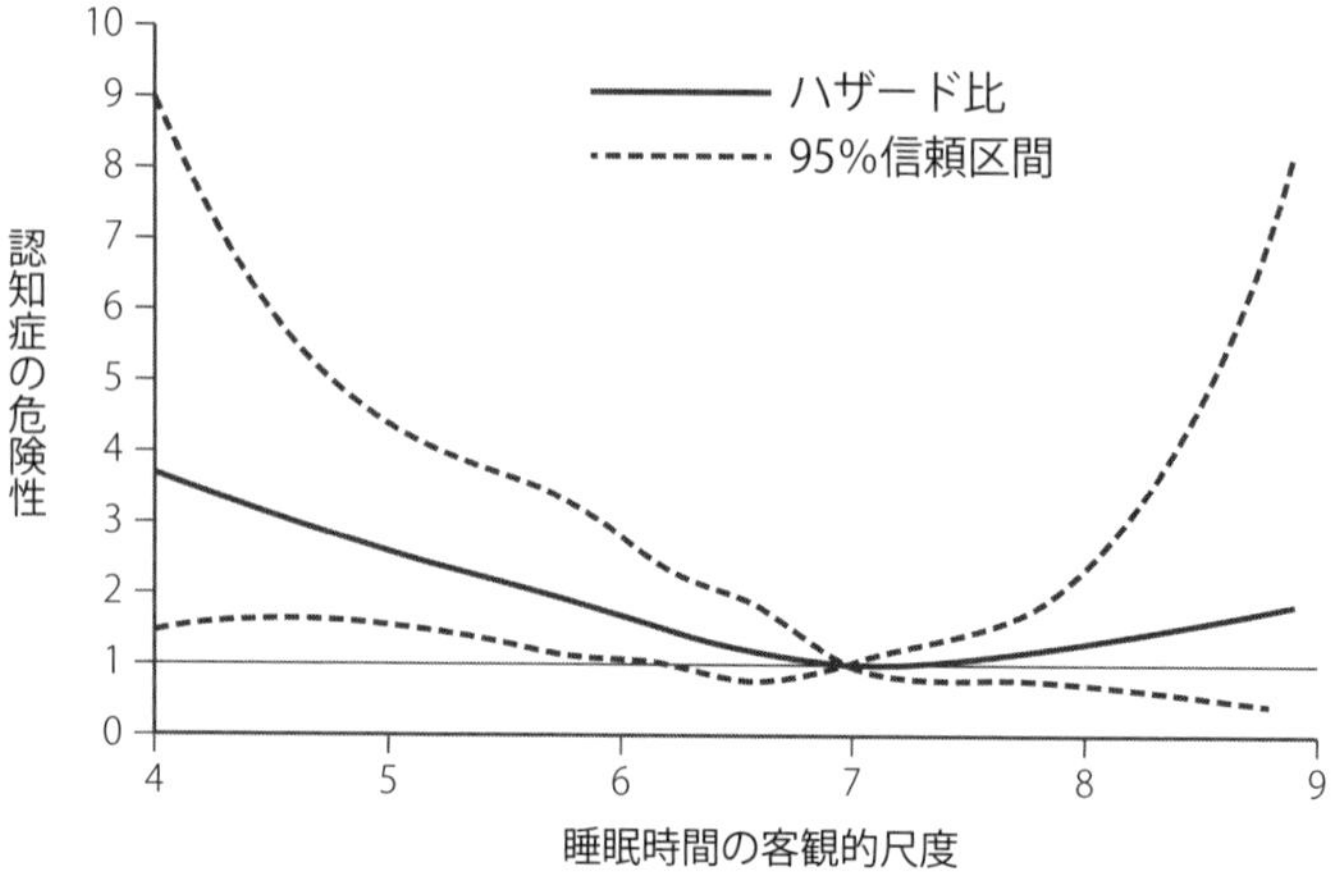

出典：nature communications

反応で、動きたいのに体が交感神経に切り替わらず、結局昼間にだらだらとしてしまい、逆に夜に興奮して次の不眠につながる負のスパイラルに落ち入ってしまいます。

睡眠不足が重なり負のスパイラルになることは近年、医学的に「睡眠負債」といわれています。つまり睡眠障害の「借金」がどんどん体に溜まっていきます。

すると自律神経が狂ってしまい、新陳代謝がおかしくなります。高血圧、糖尿病、肥満などのもととなり、健康を大きく障害し、生命に危険性を高めます。

それのみならず、睡眠負債によって脳にアミロイドβが溜まるようになり、認知機能が落ちてしまいます。小児期から慢性的に睡眠負債を起こすと、人生後半の認知機能低下につながるといわれています。

2021年4月20日に「Nature Communications」に発表された研究では、イギリスで8000人近い人を50歳の時から約25年間追跡調査した報告がされています。

その結果、**平日の睡眠時間が6時間以下とした人は、通常7時間の睡眠を取る人たちよりも約30年後に認知症と診断される割合が30%程度高い**ことが判明しました(図11)。

個人差、年齢差はありますが、まずは7時間睡眠から大きくかけ離れた睡眠は健康を害することは明かです。

睡眠不足の人は、肥満、糖尿病、心臓疾患になりやすい

質の悪い睡眠は生活習慣病の罹患リスクを高め、かつ症状を悪化させることもわかっています。

慢性的な睡眠不足は日中の眠気や意欲低下・記憶力減退など精神機能の低下を引き起こすだけではなく、体内のホルモン分泌や自律神経機能にも大きな影響を及ぼすことが知られています。

一例を挙げれば、健康な人でもたっぷりと眠った日に比較して、寝不足（4時間睡眠）をたった2日間続けただけで、食欲を抑えるホルモンであるレプチン分泌は減少し、逆に食欲を高めるホルモンであるグレリン分泌が亢進します。

つまり**食欲が増大することがわかっています。ごくわずかの寝不足によって私たちの食行動までも影響を受ける**のです。

実際に慢性的な寝不足状態にある人は糖尿病や心筋梗塞や狭心症などの冠動脈疾患といった生活習慣病に罹りやすいことが明らかになっています。

睡眠障害もまた生活習慣病の発症に関わっています。以前から生活習慣病患者さんには睡眠時無呼吸症候群や不眠症の方が多いことが知られていました。

その後の多くの研究によって、**睡眠障害が生活習慣病の罹患リスクを高め、症状を**

図12　睡眠障害と生活習慣病

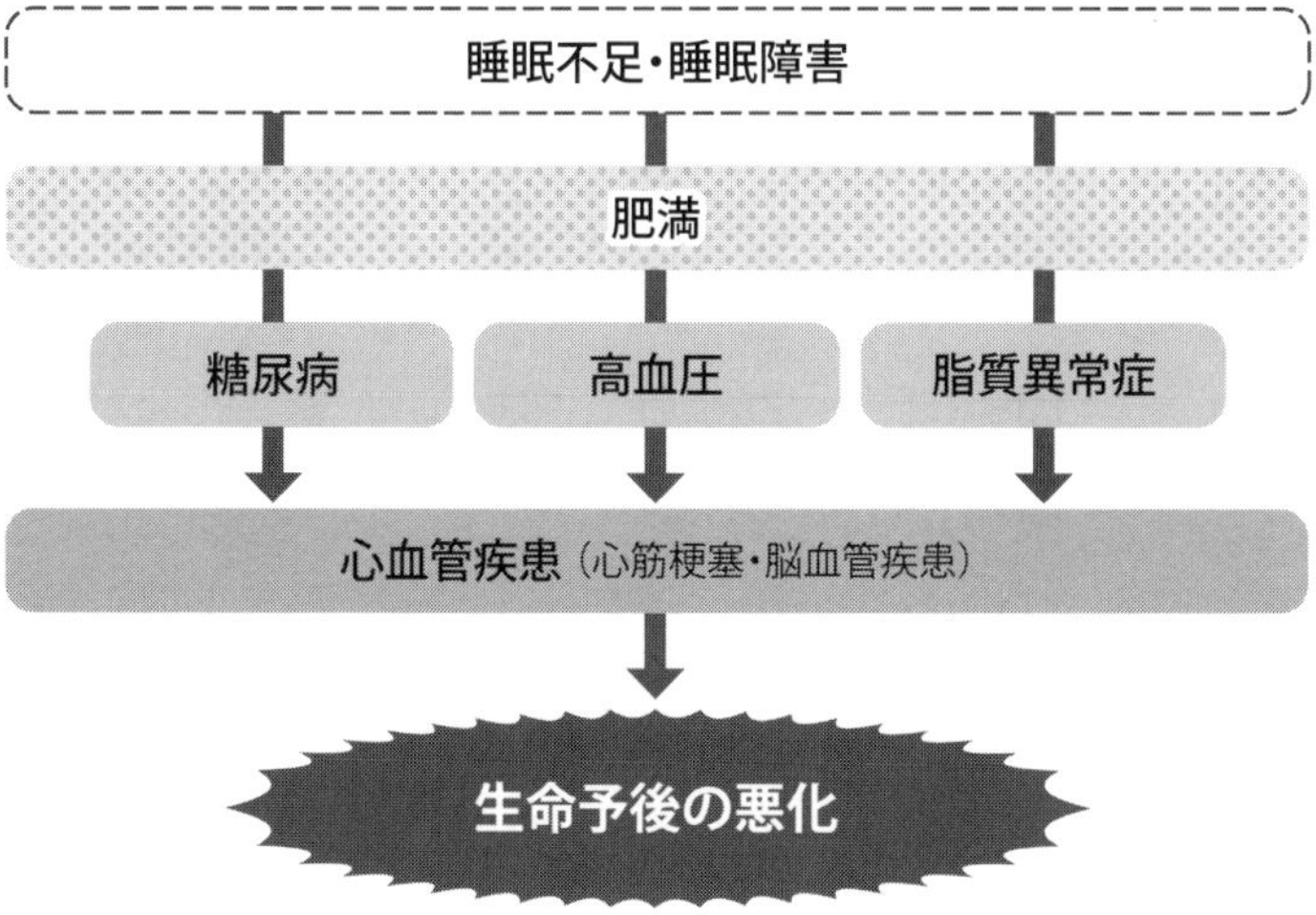

悪化させることや、その発症メカニズムが明らかになりつつあります。

例えば睡眠時無呼吸症候群の患者さんでは、夜間の頻回の呼吸停止によって「低酸素血症と交感神経の緊張（血管収縮）」「酸化ストレスや炎症」「代謝異常（レフチン抵抗性・インスリン抵抗性）」などの生活習慣病の準備状態が進みます。

その結果として**5～10年後には高血圧・心不全・虚血性心疾患・脳血管障害などに罹りやすくなります。**

慢性不眠症の患者さんもまた、「交感神経の緊張」「糖質コルチコイド（血糖を上昇させる）の過剰分泌」「睡眠時間の短縮」「うつ状態による活動性の低下」など多くの生活習慣病リスクを抱えています。

入眠困難や中途覚醒・早朝覚醒など不眠症状のある人では良眠している人に比較して**糖尿病になるリスクが1・5〜2倍になる**ことが知られています。

厚生労働省が推奨する21世紀における国民健康づくり運動（健康日本21）では、「栄養・食生活の管理」「身体活動・運動」「禁煙・節酒」などと並んで「十分な睡眠の確保」に取り組んでいます。

不規則な食事・運動不足・ニコチン・アルコール過飲によって睡眠状態は悪化しますので、これら生活習慣を改善することは良質な睡眠を保つことにもつながります。

逆に言えば、睡眠障害もまた生活習慣病のひとつと考えるべきでしょう

PART 2

レム睡眠が不足すると、認知症になりやすい

レム睡眠の不足が認知症の発症に関与している

高齢者は若年者に比較して浅い睡眠が主体となります。脳波上の覚醒も含めて、頻回の中途覚醒が認められます。

また、脳が記憶の整理・編集をするレム睡眠にも変化が見られます。

若年者では睡眠前半のレム睡眠は短く、後半につれてレム睡眠が増えていきます。ところが**高齢者はレム睡眠の出現が早くなるのみならず、前半からレム睡眠が長く、後半は逆にレム睡眠が短くなり、レム睡眠全体量が減少**します。

近年、筑波大学の研究で、マウスのレム睡眠中に脳の毛細血管の血流が活発になることを確認しました。大脳皮質の神経細胞に酸素や赤血球を届けるとともに、不要な老廃物を回収していることを発見したのです（図13）。

レム睡眠の減少はつまり脳の老廃物が回収を妨害し、アルツハイマー病などを含む

図13　マウスの睡眠

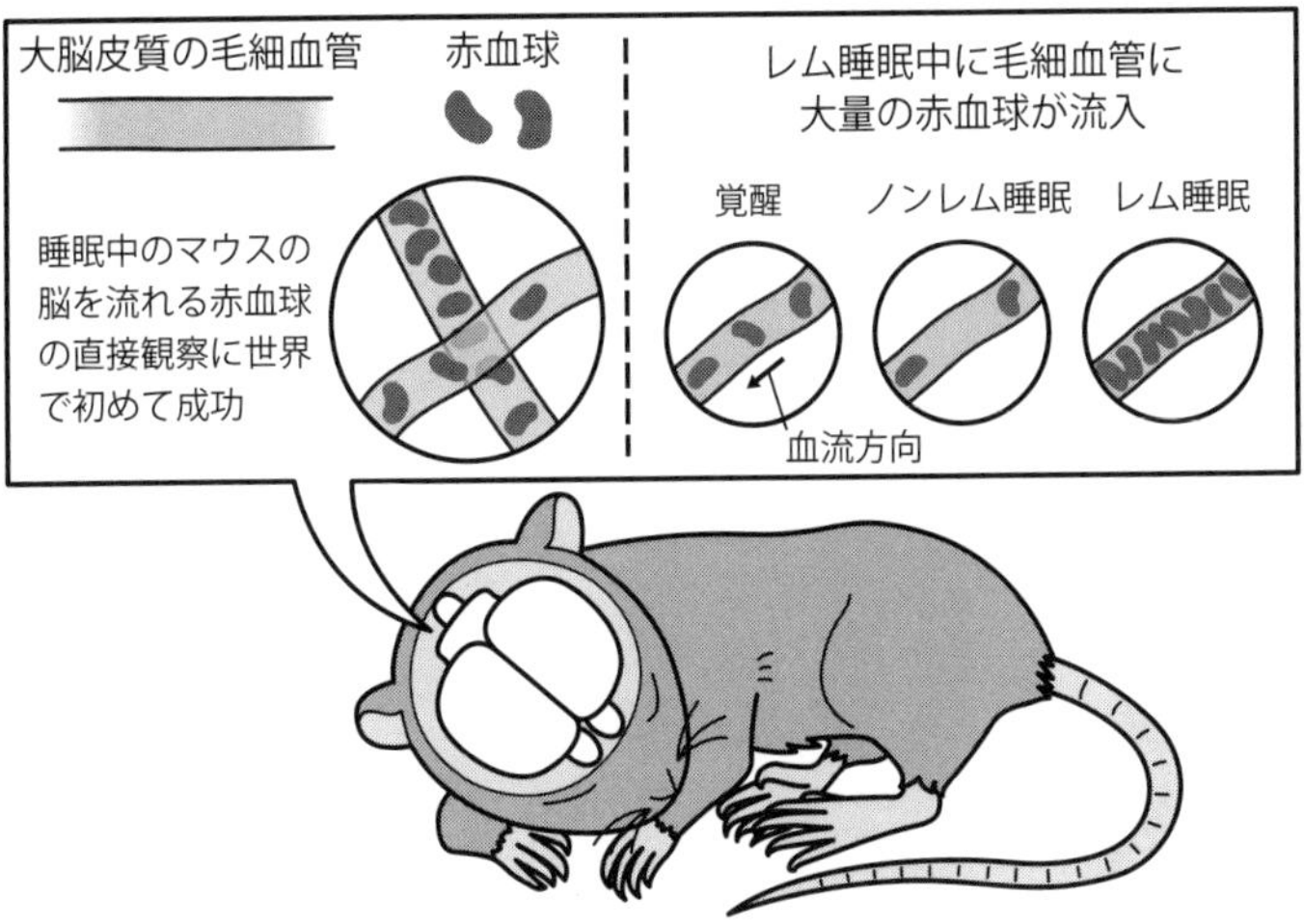

神経変性疾患の進行と関わると推測しています。

現在、レム睡眠と認知症に大きな関連性があることを多くの国際雑誌が報告しています。生理学的にレム睡眠は記憶の整理にたいへん重要な役割を果たしているため、レム睡眠を粗末にすることは、認知機能低下を起こさせることとなります。

しかし、睡眠は「覚醒・ノンレム睡眠・レム睡眠」がワンセットで決まるものであり、**レム睡眠だけを取り出して増やすことはできない**のです。

睡眠全体の原理を知り、睡眠に悪影響を

与える生活を避けることが大切です。認知症にならないように、いい睡眠を取る努力から始めていきましょう。

軽症認知障害をそのまま放置すると……

受診される患者さんは、自分が認知症ではないかとよく危惧します。そのような患者さんには「予約時間を守って、混雑する駅で迷わずにクリニックに来られているあなたは認知症ではありませんよ。でも、認知機能は低下している可能性があります。睡眠改善によってよくなる可能性が高いですから、安心してください」とお話しします。

多くの疾病は、瞬間的に正常から異常に変化することはほぼありません。恐れられる脳梗塞や狭心症でも、発作に至るまでに高血圧、高脂血症、糖尿などの合併症を持ち、

図14 認知症診断基準

G1.	以下の各項目を示す証拠が存在する。 1）記憶力の低下 新しい事象に関する著しい記憶力の減退。重症の例では過去に学習した情報の想起も障害され、記憶力の低下は客観的に確認されるべきである。 2）認知能力の低下 判断と思考に関する能力の低下や情報処理全般の悪化であり、従来の遂行能力水準からの低下を確認する。 1）、2）により、日常生活動作や遂行能力の支障をきたす。
G2.	周囲に対する認識（すなわち、意識混濁がないこと）が、基準G1の症状をはっきりと証明するのに十分な期間、保たれていること。せん妄のエピソードが重なっている場合には認知症の診断は保留。
G3.	次の1項目以上を認める。 1）情緒易変性　2）易刺激性　3）無感情　4）社会的行動の粗雑化
G4.	基準G1の症状が明らかに6カ月以上存在していて確定診断される。

さらに睡眠を取らずに過労するなどの因子が加わって発症することが多いのです。疾病はいかに早い段階からその可能性に気づき、対策を練るかが重要です。

現在、世界保健機関による国際疾病分類第10版（ICD－10）による「認知症」の診断では、記憶力と認知能力の低下を医学的に診断し、これらの症状が6カ月以上続き、さらに症状によって日常生活動作や遂行能力に支障をきたす、などの場合に限ります（図14）。

つまり、当クリニックに自分から電話し、予約を取り、その日ひとりで道に迷うことなく時間通りに受診できる方は、認知症で

図15　軽度認知障害

A. 1つ以上の認知領域（複雑性注意、実行機能、学習および記憶、言語、知覚ー運動、社会的認知）において、以前の行為水準から軽度の認知の低下があるという証拠が以下に基づいている。 （1）本人、本人をよく知る情報提供者、または臨床家による、軽度の認知機能の低下があったという概念、および （2）可能であれば標準化された神経学的検査に記録された、それがなければ他の定量化された臨床的評価によって実証された認知行為の軽度の障害
B. 毎日の活動において、認知欠損が自立を阻害しない（すなわち、請求書を支払う、内服薬を管理するなどの複雑な手段的日常生活動作は保たれるが、以前より大きな努力、代償的方略、または工夫が必要であるかもしれない）。
C. その認知欠損は、せん妄の状況でのみ起こるものではない。
D. その認知欠損は、他の精神疾患によってうまく説明されない（例：うつ病、統合失調症）。

出典：日本精神神経学会（日本語版用語監修）、高橋三郎、大野 裕監訳、DSM-5 精神疾患の診断・統計マニュアル、医学書院、2014、P. 596

はないのです。

ところで、認知症と診断されないが、健常者ともいえない状態を軽度認知障害と定義し、分類法によってMCI（mild cognitive impairment）またはMCD（mild cognitive disorder）と呼びます。

軽症認知障害はそのまま放置すると、約5年でその半数以上が認知症に進行するといわれているため、認知症も軽度認知障害ともに医療施設での治療が必要となります。

認知症を「認知機能の低下」と再定義してみる

ところで、健常者と軽症認知障害の間に「認知機能低下」があることを提案したいです。

現時点、「認知機能低下」はまったく医学的根拠に基づいた定義はなく、還暦過ぎた筆者独自の考えによるものです。

認知症は脳にアミロイドβが溜まることにより発生すると考えられていますが、アミロイドβは脳のシミと考えてもいいと思います。

顔のシミは加齢変化に伴って増えることがあるように、すべての高齢者の脳には多少なりともアミロイドβが溜まっているものです。

以前に比べると忘れっぽい、怒りっぽい、いつも楽しみにしていたことが楽しめない、などの症状はありませんか。

図16　健常者と軽症認知障害の間には？

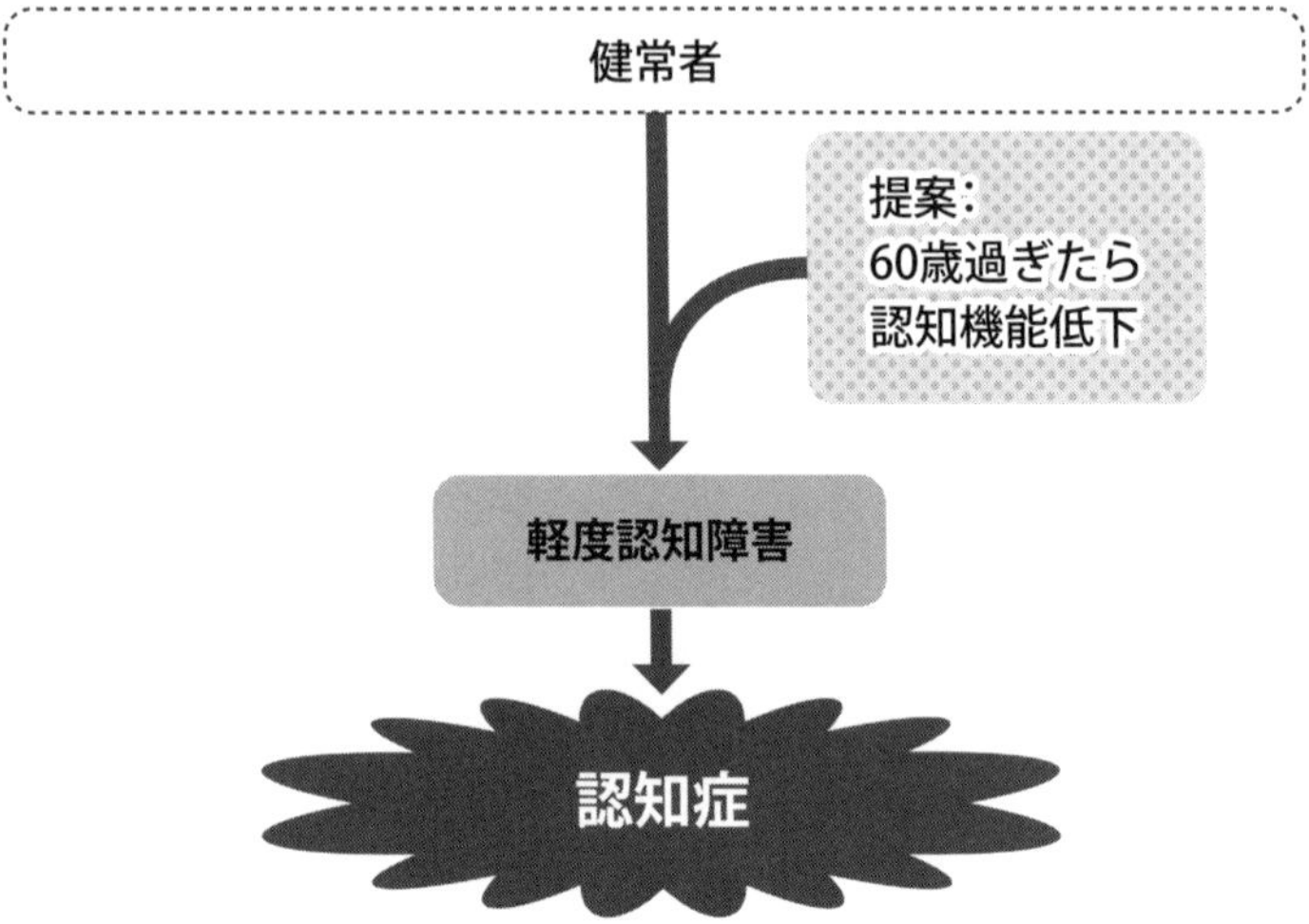

一度は病院を訪れても、認知症でもない、うつ病でもない、はっきりと診断されないまま、じゃ「何だろう？」とイライラすることはありませんか。

「認知機能低下」と提案した目的は、60歳過ぎたら脳に少しはアミロイドβが溜まるでしょう。しかしそれを認識し、生活改善することから軽症認知障害を予防するため、です。

自分の机は汚れていない、と思っている人はまめに掃除せず、人から見れば乱れているように見えます。自分の机は汚れている可能性があると考えれば、常に整理整頓ができるはずです。

さあ、ある程度、昔の自分より記憶が落ちている、新しいものが受け入れられない、病院に行くほど生活面では困っていないが年だけは取っていると自覚している読者のあなた、**「認知機能低下」は決して病気として考えるのではなく、「20歳時よりは元気じゃないよね」程度の加齢変化として考えてください。**

そうすればその「認知機能低下」をいい睡眠を取ることによって、「認知機能向上」させることは不可能ではありません!

まずは頭を柔らかくしましょう

認知症になりやすい不眠患者の特徴のひとつに、頑固で人の言うことに耳を傾けないことが挙げられます。

例えば誰かに、「毎日同じシャツじゃなくて、たまには明るい服にしたら?」や、「家にいるばかりでなく、たまには外に出かけたら?」などと提案されても、「**自分の好きなようにする。放っておいてくれ!**」とか、「**自分のスタイルは変えるつもりはないよ!**」**と答えていることはありませんか。**

実は、他人の提案を聞き入れられない、異なる意見に和やかに対応できず怒りを覚える、自分は絶対的に正しいと思っているという姿勢は、認知機能低下が始まっている可能性があるのです。

この時期になると、低下するのは認知機能だけではないのです。

加齢変化で、人の感覚神経は衰えます。シニア世代の料理の味付けが濃くなるのは、味覚神経の細胞が減るため、味を感じ難くなっているからなのです。

また、「おじいちゃんが入ったお風呂が熱い」とお孫さんに嫌われることはありませんか。これは体感温度を低く感じるために起きている現象です。高齢者は室内温度が異常に高いのに感じることができないことがあります。室内熱中症で死亡する事故が多発している原因のひとつです。

このような事故が放送されると、「ひとり暮らしの父親で、普段からクーラーを入れるようにと言っていたのですが、電気代がもったいないと聞いてくれなかったのです」と、家族が記者のインタビューに答えているのを見聞きします。

髪が白くなることと同じように、感覚が衰えることはおかしいことではありません。髪を黒く染めることができるように、鈍くなった感覚は気をつけることで危険を避けることができます。

一番困ることは、自分の認知機能低下を自覚できないことであり、感覚が鈍くなったことを受け入れることができないことです。

この写真を見て、どう感じますか？

では、認知機能はどのように認識するのか、認知機能をよくするにはどうすればばい

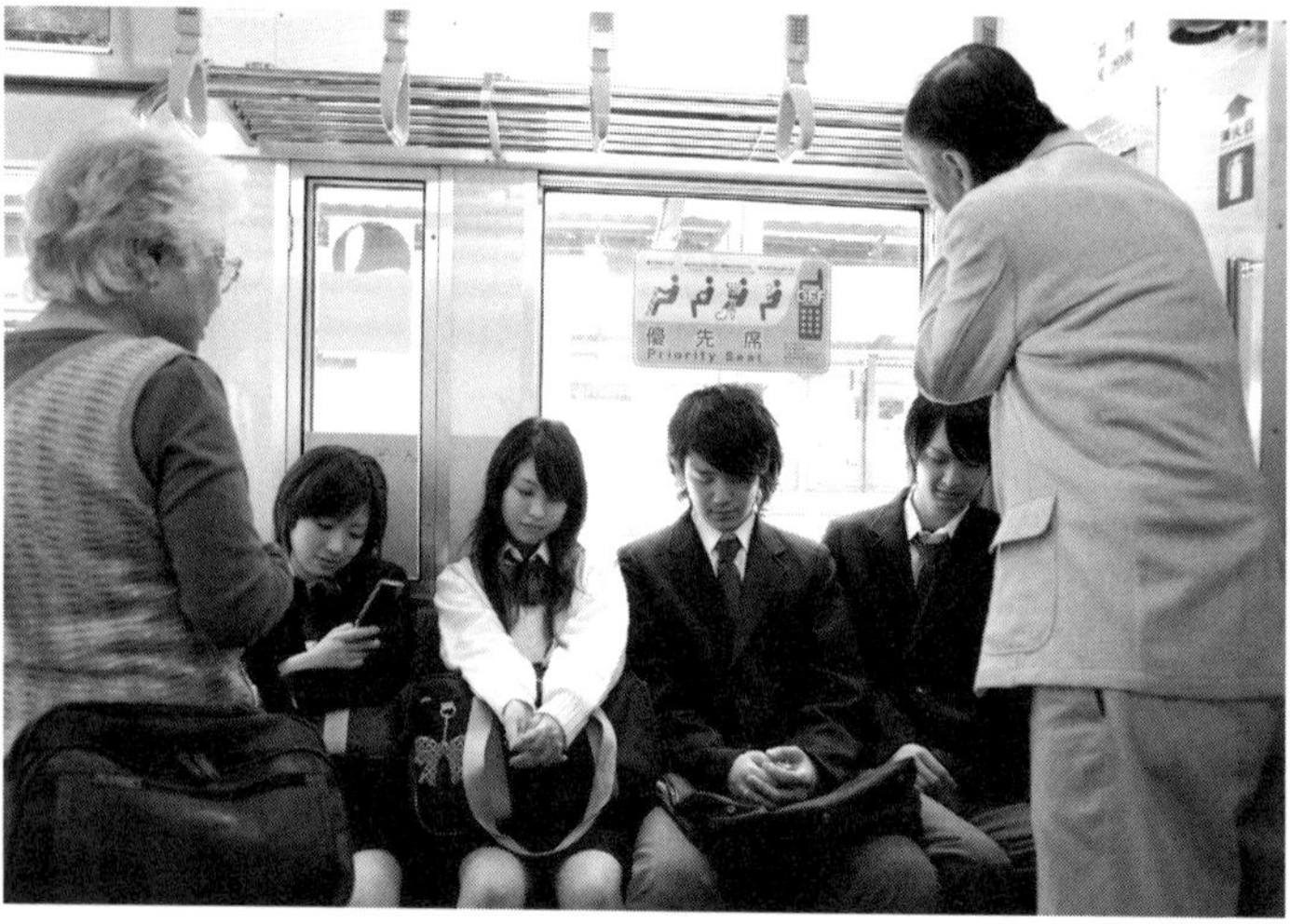

いか、実際医療で行われている認知行動療法に基づいて、ある実験をします。
　この写真を見てどのような感情になりますか。

　この写真を見て、多くの方は気分が悪い、怒りを感じる、残念に思う、注意したい、などとネガティブな感情になりませんか。

　この写真を見て、気分が悪くなることは認知機能低下ではありません。文化的に、倫理的に、嫌な感情になるのは正しい反応です。

　しかし自分の気分を害したら、その後自分の体にどのような現象が起こりますか。

脈拍が上がる、ため息が出る、舌打ちしたくなる、頭ががんがんする、などと次の現象が起きていませんか。

「さあ、注意してやろう。でも注意した大人が若者に殴られて怪我したことをニュースで聞いているし、怪我するのも嫌だな。自分たちの時代なら大人に殴られたものだよ。注意できない自分も嫌だな、イライラするな」などと、どんどん感情が変化することに気づきませんか。

ネガティブな感情が不眠を引き起こすことも……

実はこの時点で心拍数が上昇し、血圧が上がり、この症状が長時間続くと自律神経の調子が悪くなり、不眠につながることがあるのです。

つまり、**こういった場面に出くわす↓ネガティブな感情になる↓長時間続く↓自律神経失調になる↓不眠になる、という可能性がある**のです。

電車内全員がスマートフォンをいじっている時代、このような嫌な場面に出くわすことは避けられないでしょう。それならばこの場面を見ても、嫌な気持ちにならないようにする方法があればどうでしょうか。自律神経失調につながらなくなるのではないか、そのほうが得ではないか、という考えがあってもよくありませんか。

「人に考えを変えてもらうように強要するよりも、自分の考えを変えたほうが結果的によくなるのではないか」とするのが、認知行動療法です。

若者の行動が許せない、その結果体調を崩す、この繰り返しから脱することができないのであれば、それこそ認知機能低下の可能性があります。

一方、若者の行動に理解を示せば、自分にとっても、社会にとってもよりよい結果につながる可能性もあるのではないでしょうか。

認知機能を変えてみましょう

さて、若い人が座って高齢者を立たせることを許せるかどうかの問題はしばらく置いておきます。

この若い人たちの行いを見て、気持ちを「理解できる、微笑ましい、ほっこりする」などという方向に変える「訓練」をしてみませんか。

一度感情をなくして、しばらくこの場面を違う角度から観察してみてください。高齢者が75歳、若者が15歳だとします。例えば10年前にこの画面を巻き戻したところ、どのように見えますか？

高齢者が65歳の祖父母で若者が5歳のお子様、その年齢の祖父母が立って、お孫さんが座っている場面ならばネガティブな感情にならず、普通な気持ちどころか、ほっこりした気持ちになりませんか。

父母は忙しく働いているだろうな、祖父母が孫を連れてどこに行くのだろう、祖父母の大好きなお子様だな、などと想像しませんか。

さらにもう一歩進んで考えてみます。

65歳の祖父母が、自分たちが5歳だった昭和の時代、もし当時の自分の祖父母と出かけて、バスや電車に乗っていたら……。自分は座って、祖父母を立たせましたか？無論、違うでしょう。当時誰しもが子どもたちを立たせ、高齢者が座っていたものでした。

この現象を逆転させたのは誰でしょうか、それは自分たちではないかと気づきませんか。つまり、現在子どもたちが座って高齢者を立たせる教育をしてしまったのは、その高齢者たちではありませんか。

このように考えたら、当初若者たちが座っている状態を見た時に発生したネガティブな感情は変化してきませんか。

ポジティブな結果を先に想像する

「そうだ、今の高齢者は団塊の世代で、戦後日本で一番人口が多かった幼少期を過ごした人たちだ。年功序列、亭主関白、座る順番は年齢の高い順、女性よりも男性、今から考えたらおかしい時代があったね。いつしか孫を連れて出かけた時、孫を先に座らせたな。反省だな。そう思うと、うちの孫、今頃、人に迷惑かけてないかな……」

このように感じ方が変化したあなたは、若者たちに孫たちを投射し、もしかして和やかな気持ちになるかも知れません。このように思えるあなたは、認知機能がすでに改善しています。

さらに、このポジティブな感情になることができるならば、次に出る行動は「いい加減にしろ」とか、「年寄りと席を替われ」と強要するのではなく、若者を自分のお孫さんに話しかけるように「今どんなゲームが流行っているの？」「学校のクラブは何やっているの？　疲れているみたいだね」などと声をかけることかもしれません。

ひょっとすると、若者が気づいて席を替わってくれる可能性すらあるでしょう。

たとえ理想的な現実が起こらなくても、ネガティブな感情で想像するよりも、真逆な考え方を一度持ってみる、嫌な気持ちでなくなる、その結果がよりポジティブなものにつながる可能性があります。

ポジティブな結果を先に想定する、この結果になるためにはどのような感情を持つべきか、さらにこの感情になるにはどうすればいいのか、と逆算して行動を実行することを認知行動療法といいます。

認知症にならない眠り方の第一歩は、認知行動療法で認知機能を変えることです。

これからお話しする「認知症にならない眠り方」を読む前に、まず一度自分の気持ちをリセットしてください。認知機能を変えて初めて、日常生活を変えることができるのです。

PART 3

認知症にならない眠り方 1

午前の過ごし方

いい眠りは朝から

患者さんが「今夜から眠れるようにしてください」と受診に来られます。すると私はこのように答えます。

「今夜から眠れるのは無理です。昼間の行動に何かの間違いがあるから昨夜が眠れなかったのです。明日の朝からしっかりと指導することを実行してくれたら、明日の夜から眠れるようになります」

朝起きることが辛い人は、私たちの睡眠を司るメラトニンホルモンがまだ体にたくさん残っているからです。

通常メラトニンは夕方から少しずつ分泌され、深夜にピークを迎え、朝には減少していきます。

しかし、不眠が続いている人はメラトニンの分泌も夜遅くにずれているため、朝になってもメラトニンが大量に残っている場合があります。

朝起きるのが遅くなると、一日のリズムが遅くにずれてしまい、またその夜も眠れなくなる、この**悪循環を止めるには、一度早起きをするべき**です。

根性で寝ようとすればするほど悪化します。しかし翌朝、根性で起きて、生活をリセットすれば、その次の夜から眠りがよくなります！

起きたい時間にまず目覚ましをかけましょう

元来目覚ましで起きることはいいことではありません。というのも、充分な睡眠を取ることができたら、自然と同じ時間に目が覚めるのです。

起きられないあなたは睡眠のリズムが遅い時間にずれているのです。**この本で書かれていることを実践していただければ、あなたはいつしか目覚ましがなくても起きたい時間に起きられるようになります。**

しかし今睡眠がよくないあなたにとって、一日のいいリズムを作るために「再起動」

が必要なのです。「再起動」のために、目覚ましでまず起きましょう。

カーテンを開けましょう

睡眠を司るメラトニンホルモンは光で左右されます。メラトニンは暗くなると増え、明るくなると減ります。

光は目を通してメラトニンの分泌に左右するので、カーテンを開けるだけでもメラトニンが減少します。

今起きにくいあなたでも、目覚ましで一瞬でも目が覚めたら、まず起きてカーテンを開けましょう。

この段階ではまだボーッとして辛いと思います。ふとんに戻ると再び寝てしまい、努力が台無しになるでしょう。脳と体のエンジンがかかるまで、窓の横でボーッと座ってください。

できたら目を開けて外を見ましょう。「今日の天気はどんなかな」「気温はどうかな」「今日はゴミを出す日かな」「今日は何をしようかな」と目を開けて、空に向かって今日の一日を想像に描きましょう。5分くらいするとボーッとする感じが減り、動く気持ちになります。

朝は必ずカーテンを開けて太陽光を取り込むことが大事です。

体の不自由な方なら寝ているベッドや座っている椅子を窓側に寄せるだけでも、かなり光照射を浴びることができます。

曇った日でもカーテンを開けましょう。曇っていても雨が降っていても昼間であれば必ず太陽光が入ります。

特に明るい方向に背中を向けるのではなく、**直射日光が直接入らない程度に目に光を入れてください**。

朝一番に5分ほど、できれば10分、そのようにするだけで前の日の「メラトニン」が低下し、翌日の「メラトニン」を作るための準備が始まります。

図17　5分体操

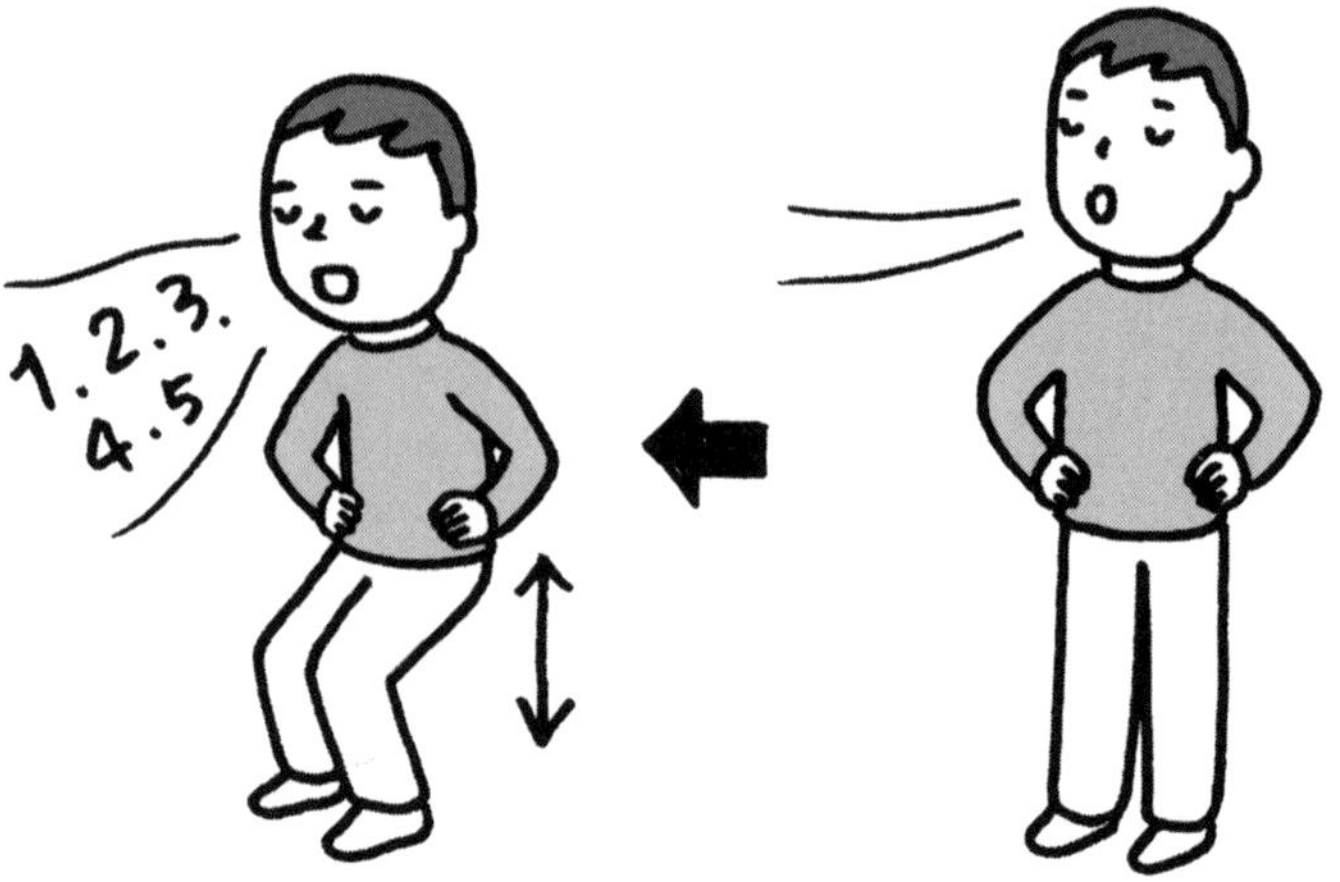

「5分体操」がお勧め

カーテンを開け、太陽光を取り込む時に、「5分体操」もお勧めです。

できるだけ太陽を直視しないようにして、カーテンを開けた窓の外に目を向けた状態で、腰に両手を当てて立ちましょう。脚が不自由な方は座ったままで大丈夫です。

この体勢で1分間ゆっくり深呼吸を繰り返します。1、2、3、4、5とゆっくり数えながら息を吸って一度止めた後、1、

2、3、4、5とゆっくり数えながら息を吐きます。この深呼吸を5回ほど繰り返すと、1分になります。

その姿勢でゆっくり屈伸をします。屈伸はひざを曲げるのではなく、地面からひざまでは垂直です。座わる時に腰を落とす気持ちで体重をかけ、1、2、3、4、5とゆっくり数えながら腰を落とし、1、2、3、4、5とゆっくり数えながら元の立位に戻ります。

そして1分間ゆっくり深呼吸をします。

深呼吸から屈伸、そして深呼吸を繰り返し、5分経ったら終了です。

熱いシャワーを浴びましょう

朝起きるのが不得意な人は、午前中、自律神経がお休みする副交感神経のままで、興奮する交感神経に切り替わっていません。そのため、低血圧となり、思考が回らない頭のままなのです。

せっかく、いつもより早く起きられたのですから、ここで一気に脳と体をやる気の出る交感神経に切り替えるため、熱いシャワーを浴びましょう。

副交感神経のままだと心拍数が低く、血液循環が低下します。結果的に毛穴も塞がり、代謝が落ちるため、朝から寒いと感じます。

これではふとんから出られなくなるので、**カーテンを開けた後、そのまま風呂場まで行き、熱いシャワーを頭からかけ、さらに目が覚めるまでお湯を浴び続けましょう。**

体が温まると、毛穴が開き、血液循環が改善します。心拍数が上がると血圧も上がり、この後の行動がしやすくなります。

一日の食事は朝から「大・中・小」

睡眠の悪い人に限って朝食を抜くことが多いです。朝食を抜くからまた睡眠が悪くなります。実際、目が覚めても体が活動しない場合があります。

体を動かすスタートとして、胃を朝食で刺激すると、体が胃により発動します。

また、**朝食を抜くと、夜の睡眠にまで影響します。**

睡眠ホルモンであるメラトニンは、セロトニンによって作られます。

朝からしっかりとセロトニンが出る食事を取ると、夜になるとメラトニンがたくさん作られます。

セロトニンの生成には炭水化物、ビタミンB6とトリプトファンが必要です。

近年、炭水化物ダイエット・糖質制限が流行していますが、極端に炭水化物を減らすと人は鬱っぽくなり、睡眠が悪化します。

ダイエットだからこそ、健康的に食べないといけません。

一日に摂取する総熱量を減らすならば、むしろ朝からたくさん食べて、昼、夕食にかけて、食べる量を大・中・小で減らしてください。

同じ一日のトータル熱量を摂取しても、朝食・昼食・夕食を大・中・小にしたほうが逆より体の代謝がよくなり、結果的に必要のない体重が落ちて健康的になります。

セロトニンが出る朝食をとろう

炭水化物、ビタミンB6とトリプトファンの3種類を意識して朝食をとることをお勧めします。

炭水化物とはご飯、パン、麺類などの穀物類、イモ及びでん粉類などです。ビタミンB6はマグロ、シャケ、牛、豚、鶏などの動物性タンパク。そしてトリプトファンは豆腐、納豆、味噌などの大豆製品、チーズ、牛乳、ヨーグルトなどの乳製品に多く含まれています。

つまり**ご飯に味噌汁、パンに牛乳があれば、炭水化物とトリプトファンがとれ、後はもう1品にハムエッグ、ソーセージやシャケの塩焼きの動物性タンパクがあれば完璧**です。

近年、朝食に準備時間を割くことが難しい家庭も多い中、もし時間短縮で朝食を食べたいのであれば、ヨーグルトや牛乳の中にコーンフレーク、さらにフルーツを1品加えるといいですね。

フルーツではバナナを一番にお勧めします。というのも、バナナ100グラムあたりにトリプトファンが15ミリグラム、そのほか多くのビタミン、カリウム、食物繊維や抗酸化作用のあるポリフェノールも含まれています。バナナはスーパー食品なのです。

基本的には朝食に時間をかけてゆっくりたくさん食べて、一日をスタートしてほしいところです。しかし、朝は何かと忙しいものです。ゆっくり朝食をとるのが難しい場合でも、朝食なし、または菓子パンひとつだけにするのは避けてください。せめてバナナ1本食べてほしいですね。

朝食後は外に出て少し体を動かしましょう

お仕事や用事のある方は、外に出かけるために必然とエンジンがかかり、動き出します。しかし、いつも在宅で今お仕事をされていない方には提案があります。いい眠りのためにもお散歩に出かけましょう。

犬のお散歩、町内周りを一周する、散歩を兼ねて近くのカフェで朝食をとるのもいいかも知れません。

また、近年可愛い子どもたちの通学の列に車が飛び込む悲しい事故を耳にするたびに心が痛みませんか。子どもたちは私たちの未来。未来を守りにいくのだと心に決めて行動しませんか。車の往来が激しいところに立って、子どもたちに「おはよう」と声かけして、登校を見守るのを、平日朝の習慣にするのはいかがでしょうか。子どもたちもきっと「おはようございます」と返してくれるはずです。

車が飛び込む理由に子どもたちの背丈が小さくて目に入らない可能性があります。大人がひとりでもいれば、あなたは「未来」を守ることになるのです。人のためになることをすると、より気持ちのよい一日のスタートになります。

15〜30分ほどの歩行で充分に体にエンジンがかかります。これで眠気が覚めるはずです。せっかくエンジンがかかったので、無駄に消えないように、次の行動へつないでいきましょう。

午前中は脳神経を引き締めよう

午前中は、頭と体は前夜の充分な睡眠で満杯に充電されているため、一日の間でもっとも集中して能率よく動ける時間帯です。家でボーッとするのはもったいないです。仕事をしている人は机の上に溜まった書類整理があるでしょうから、能率が落ちる午後に回すより午前中にやってしまいましょう。

在宅の方でも同じく、**開けてない封筒、何か面倒くさそうな役所から来た書類、書こうと思って取り出したが書き出せない便箋など、食卓の上に溜まっていませんか。光の差し込んだ窓の近くでこれらの書類をこなしましょう。**

テレビは夜遅くまで見る習慣をやめて、見たいテレビや映画は録画して午前中に見

ましょう。疲れた午後や夜に見ると、寝落ちしてしまいがちです。

午前中にテレビや映画を見ても寝落ちしません。もし午前中から寝落ちする場合、前夜の睡眠が不足している可能性があるので、お気をつけください。


私が住む愛知県にはモーニングサービスという習慣があります。喫茶店やカフェは朝早くから営業し、コーヒーのみの価格で朝食がついてきます。愛知県では少なくともトーストと茹で玉子の2品がつき、サラダ、ヨーグルトなどと、さらにいろいろな品をサービスするところもあります。

特に愛知県では古い喫茶店に入ると、朝から人々で溢れかえっています。喫茶店はまるで宴会場ほど賑やかです。

平日の朝の喫茶店はシニア世代、土日になると家族全員で賑わい、社交の場となっています。

残念ながら近年静けさを求めるカフェが増え、古き良き昭和の喫茶店がどんどん減少しています。

土日の朝はゆっくり寝たいのに、子どもたちに外でのモーニングサービスをねだられる愛知県パパも多いはずです。

幸いモーニングサービスという習慣は現在では全国に広がり、多くのフランチャイズのカフェでも取り入れています。**週に一度散歩がてら、隣近所や友人を誘って喫茶店やカフェで朝食をとりませんか。**

おしゃれ心と認知機能

今お仕事をされていないで、在宅が多い人は、昨夜のパジャマと同じものを着ていませんか。

朝の脳神経を刺激するもうひとつのいい方法があります。パジャマから着替えた洋服について、該当するものに◯をつけてください。

- 最近買った洋服だ
- 自分の年に似合わず若いと言われる
- どちらかというと明るい色だ
- 楽な服よりも人の目を気にして服を選ぶ
- 洋服は自分で選ぶ

どれにも当てはまらないあなたは「**洋服はまだ着られるうちは新しいものを買わない」と思っていませんか。それは認知機能の低下につながるため、避けましょう。**

いまだに青春時代に流行した歌しか聴かない、当時のファッションを今も続けているということはありませんか。

あたかも自分が過ごした青春時代が世界でもっとも輝いているように感じ、自分より年寄りは古くさい、若いやつらは訳がわからない宇宙人だ、と思っていませんか。

思い出してほしいことがあります。青春時代に夢中になって聴いたビートルズ、そんな音楽は不良が聴くものだと非難し、演歌を聴いている当時の目上の人たちに嫌な気持ちを抱きませんでしたか。今あなた自身が、その嫌な人たちになっている可能性がありませんか。

自分の青春時代だけが最高だと思っていること自体、脳の勘違いです。認知機能低下の可能性があります。

認知機能を高めるには、人の目を利用することは大切です。

おしゃれや身だしなみに興味を持つことは、中高齢にとって自信や喜びとなり、積極的に外へ出てみたいという気持ちになります。

その結果、周囲の人と交流する機会も増え、安心して生活できるとつながりを持てるようになります。

このようにして心の健康を維持・向上することができれば、健康長寿や認知症予防への効果も期待できます。

内閣府の「平成29年版高齢社会白書」でもわかるように、社会的な貢献活動に参加することは介護や認知症の予防となり、高齢者自身にとって生きがいを感じることへとつながります。

おしゃれして脳を刺激しましょう

同じ服を着ているからといって、おしゃれをしていないという訳ではありません。アップル社を創立して世界一流の企業にした故スティーブ・ジョブズは、いつも同じ黒いシャツとジーンズでした。でも、あのシャツは「イッセイミヤケ」、ジーンズは「リーバイス」とブランドものであり、彼は同じものを何着も持ち、彼なりのおしゃれをしているのです。

このように同じ服しか着ない人には、2つの理由があります。ひとつは「効率追求派」であり、もうひとつは「個性重視派」であります。故スティーブ・ジョブズは前者であり、後者にお笑い芸人、ピンク一色の林家ペー・パー子夫妻や、黄スーツを着て「ゲッツ」を連発するダンディ坂野さんなどのように、その色が個性を表すこととなります。

ただし、この方々はそれなりの理由があってこのような装いをしているのです。芸人たちは奇抜な色で存在を視聴者に印象づけています。スティーブ・ジョブズは睡眠が2～4時間といわれており、起きている時間はほぼ脳をフル回転させて仕事をこなし、洋服選びにかける時間がもったいないという考えでした。

そこで、「効率追求派」でもなく、「個性重視派」でもないのに、ほぼ同じ服を着ている方に提案をしたいのです。

いま着ている服が、「楽」だから着ているという場合、認知機能が低下している可能性があるので要注意です。

家着はパジャマ兼用をやめよう

「パブロフの犬」って聞いたことありますか。

ロシアの研究者パブロフが見つけた動物の生理現象です。犬に餌を与える前にベルを鳴らすと、いつしかベルを鳴らしただけで犬の唾液が大量に出ることがわかりました。

これを条件反射と言って、家の中にいる時でも、生活状況に応じて服を分ける、つまりパジャマは「パブロフの犬」のベルと同じ効果となり、着替えるだけで眠気が出て、いい眠りに誘ってくれます。逆に**朝はパジャマを脱ぎ捨てるだけで、目が覚めやすくなります。**

外から家に戻ると楽な服装に着替えます。緊張した神経で外から家に戻り、リラックスした格好に着替えて緊張をほぐし、家事やくつろぎの時間を過ごすのは正解です。

この時の服は新品を避けたほうがよくて、体を縛りつけず、むしろ伸びた古着のほうがよりリラックスすることができます。新品の家着は一度洗濯してから使うといいでしょう。

しかし睡眠につく時、さらにリラックスした神経にする必要があります。寝る前はぜひパジャマに着替えてください。

パジャマは持っておらず、ジャージが大好きな場合でも、寝るためのジャージをもう一着決めて、ジャージからジャージに着替えて寝てみてください。

あまり家から出かけない、もしくは土日そのまま家にいる場合でも、朝起きたら必ず一度パジャマからほかの服に着替えて、脳を覚醒させることをお勧めします。

コラム

「夜型」は遺伝子のせい!?

近年、いわゆる「朝型」と「夜型」には強い遺伝性が関連するという報告がなされました。2019年、イギリスで約70万人の遺伝子とその行動パターンを調査した研究が報告されました。その結果、どれだけたくさんの時計遺伝子数を持っているかどうかで、人は「朝型」か「夜型」かが決まるとわかりました。

351個ある時計遺伝子のうちもっとも多く持っている上位5%の人は、もっとも少ない下位5%の人と比べて、平均で25分早く眠りにつくということです。

この研究について『『夜型』の人が努力しても、決して『朝型』になれない」と述べている論説もありますが、このことについて、私は否定的であります。

実際この論文をまとめたサミュエル・ジョーンズは、発見した遺伝子が脳内で活性化されているという結論は、驚くに値しないと言っています。というのも脳が体のマ

図18 行動遺伝学の10大発見

1	あらゆる行動には有意で大きな遺伝的影響がある。
2	どんな形質も100%遺伝的ではない。
3	遺伝子は数多く、一つひとつの効果は小さい。
4	表現型の相関は遺伝要因が媒介している。
5	知能の遺伝率は発達を通じて増加する。
6	年齢間の安定性は主に遺伝による。
7	環境にも有意な遺伝要因が関わっている。
8	環境と心理学的形質にも遺伝的媒介がある。
9	環境要因のほとんどは家族で共有されない。
10	異常は正常である。

出典:Plomin, DeFries, Knopik & Neiderhiser 2016

スタークロック、時計の中枢であることはすでに知られている事実だからです。

人間の行動は果たしてどの程度、遺伝子によって影響されるのでしょうか。実際は半分ほどといわれています。

近年、行動遺伝学における10大発見から、あらゆる行動には大きく遺伝が関連するも、どのような人でも100%遺伝で左右されることはない、といわれています。

行動は遺伝のほか、必ず環境が関係します。もっとも遺伝の影響を受けやすい体型や肥満でさえ、遺伝子との関連性は約70～80%です。性格については遺伝子の影響は

30～40%しかないといわれています。

今この時代、「朝型」がいいのか、「夜型」がいいのか、について論じるのはナンセンスかも知れません。というのも、生活が多様化しているからです。

2つのタイプに遺伝子が関連するとはいえ、もっとも「朝型」の人と、もっとも「夜型」の人の起床時間は、わずか25分の差しかない、という考え方もできます。

つまり、自分は「夜型」だと考えて、昼夜逆転するのは遺伝子以外の原因が考えられます。**行動は環境によって変えられることを考えると、自分は遺伝子が不足だから睡眠がだめだ、と結論づける必要性はまったくありません。**むしろこの後に述べますが、人は環境を変えることで睡眠がよくなるのです。

PART 4

認知症にならない眠り方 2

午後の過ごし方

「中」くらいの昼食をとって、30分の昼寝をしよう

朝、栄養満点でお腹いっぱいに食べることができたのであれば、昼は中くらいで済ませましょう。夕食の残りもので作った弁当、おにぎり、サンドイッチ、外食なら麺類、丼物などです。

ここで30分の昼寝をお勧めします。昼寝は認知機能低下の防止につながります。中高年になると、睡眠ホルモンの低下により、睡眠時間が短縮し、途切れがちになります。なかなか一晩で充分な睡眠を取ることが難しくなることがあります。

また、午前中の理想的な行動をお話ししてきましたが、その通りに行動していただいたのであれば、充分に脳神経を刺激したため、脳に糖分が枯渇しているはずです。

昼食をとることによって、血糖値が上がる反面、ご飯の後に眠気がやってきます。ここで30分ほど昼寝をすることによって、午後からの活動が再び活発になり、いい睡眠につながります。

中高年となると、若者のように起きてから眠るまで活動的に行動を持続させることができなくなります。午後からの活動量が低下し、能率の悪い作業となり、副交感神経が活発になります。

午後から夜にかけてお休みモードの副交感神経が活発になると、眠る頃に頭が冴える交感神経に切り替わる可能性があります。不眠につながるのです。

そのため、**午前中は興奮する交感神経刺激、お昼は昼寝でお休みの副交感神経刺激、目が覚めて午後はまた交感神経刺激、帰宅すると徐々に交感神経から副交感神経に切り替わり、夜は副交感神経で自然の睡眠を誘うことができるようになります。**

このようなリズミカルな神経支配が認知機能低下の防止につながります。

お仕事をしている人でも、昼寝がお勧め

昼寝は夜の睡眠にとっていいことはよくわかるが、外にいたらどのように昼寝をし

たらいいのだろうか。当然疑問に思うことでしょう。

お仕事をしている人であれば、60分の昼休みがあることが多いでしょう。がっつり食べないと午後から元気が出ない、と思うかも知れませんが、それは代謝が高くエネルギー消費が激しい若い時のこと。中高年になれば、食事を軽いものに、簡単に15分ほどで済ませませんか。そうすれば、移動を含めても30分を昼寝にあてることができます。

職場で机にうつ伏せになって昼寝ができれば最高ですが、そのような雰囲気ではない場合、どこかで昼寝の場所を探しましょう。

よく公園のベンチでうたた寝をしているサラリーマンを見かけます。**背もたれがあるベンチであればそれに越したことはありませんが、両手を交叉して脇に挟み、頭を垂らして目を閉じて一瞬でも意識が消えれば充分**です。無論スマホでアラームを設定してくださいね。

実際、私が働き盛りで疲れていた頃、昼ご飯と昼寝を喫茶店、今でいうカフェで過ごすことが多くありました。今でも外から中が見える喫茶店を見ると「ここの角にある席は壁に寄りかかってうたた寝できるな」などと観察したりします。

実際、混雑している名古屋駅周辺のカフェチェーン店を覗いて、上手に壁に寄りかかり、うたた寝をしている方を見ると、ほっとします。

人目が気になる方にお勧めする場所があります。近年、ランチがついて1000円以下で入室ができるカラオケ店が結構多くあります。ランチを食べたら、そのまま防音の部屋でリラックスした格好で昼寝するのに、最高条件の場所です。

昼寝をしたら外に出かけよう

お仕事をされていない方はぜひ外出してほしいです。**昼寝で元気になった体と脳を、このまま屋内でボーッとしていると、この日の夜の眠れないことにつながります。**

私のクリニックは平日午前中の診療を13時にいったん終了し、13時半から2時間の昼休みに入ります。ここまでお話ししました、昼寝をする昼休みスタイルで1時間過ごし、1時間を書類仕事に費やしています。

ところで書類仕事が少ない時は、1時間を散歩に出かけます。クリニックが位置する名古屋駅は地下街に多数の商店があり、デパートもあります。**普段それほど運動が好きではない私には、動くきっかけが必要で、ウィンドウショッピングを運動代わりにします。**

すると、普段土日には人だかりで混雑する街全体が、午後2〜3時前後はひっそりと静まりかえっていることに驚きます。逆を言えば、普段混雑時には店員に相手してもらえない店でも、買い物をしなくても質問すると店員がたいへん親切にいろいろと教えてくれます。

つい最近、ズボンがほしくて若者に馴染みのお店に入り、試着したところ寸法直しが必要となりました。普段ならレジにまず行列ができる店ですが、無論、会計待ちはゼロ分。さらに通常なら数日かかる寸法直しが、会計から15分後にできると言われて驚きました。その場で待ち、直した商品がもらえました。この午後の時間はなんて貴重な時間かと思えるようになりました。

この時間は衣料品を見るのもよし、装飾品を見るのもよし、さらに食品を見るのもお勧めです。昼ご飯を終えた満腹状態の時間なので、食品を見ても誘惑に負けて衝動買いをすることはありません。

お腹が空く時間の食品売り場は人だかりで、商品をのんびりと見ることができません。お昼ご飯の後の時間帯なら、じっくり商品と値段を見たり、買うか買わないか、考えたりすることができます。お昼は考えるだけ、買う行動は後に回しましょう。

何よりも毎日通えば、自分にしかわからない情報を作ることができます。夜になぜもう一度食品売り場に行くかについて、126ページの「夜のスーパーに行きませんか？」をご覧ください。

午後のこの時間の食品売り場でのウィンドウショッピングを運動代わりに繰り返すと、それぞれの商品について詳しくなります。

この食品なら後に来れば安くなる、次は値引き札が貼られる時間は何時だ、それを意識して再びやって来る、欲しい食品がなくなっていたらまた明日の楽しみにする、いや、この食品はすぐになくなるからこの価格で買っても価値がある、などと、何度もウィンドウショッピングをすることにより、脳のトレーニングになり、よい運動となります。

普段の散歩はなかなか時間を延ばすことはできませんが、ウィンドウショッピングするとあっという間に1時間が過ぎます。

1時間のお散歩はだいたい万歩計で5000歩になります。前倒しに生活を考えることで無駄な費用を節約することができます。中高年にはお得なことがいっぱいあるのです。

昼食直後にコーヒーを飲もう

昼ご飯の直後に、コーヒーか濃いお茶を飲むことをお勧めします。

「え？ 先ほど昼寝したほうがいいと言ったじゃないの？」

「そうです、いい昼寝をするためにカフェインをとるのです」

カフェインが入った飲み物は、副交感神経を刺激する、ほっとする癒やし効果があるのです。お店の前を通り、コーヒー豆や茶葉を煎る香りをかいだ時、気持ちが落ち着きませんか。この香りは癒し効果を持ち、眠気を誘います。

近年、茶葉を焚く香炉が流行しているのは、この理由です。

食後のコーヒーは胃酸分泌を高め、また、香りに誘われた眠気を利用して昼寝します。

ところで**胃に入ったカフェインの効果が脳に届き、覚醒作用を示すまで、30分ほど時間がかかる**のです。つまり、**昼食直後にコーヒーやお茶を飲むと眠気が訪れ、30分ほど寝て起きたら頭がすっきりする**のです。

よい睡眠を取るには、カフェインについて充分に知る必要があります。これからカフェインについてお話しします。ちょっと長くなるので、認知症にならない眠り方をすぐにでも知りたい方は、ＰＡＲＴ５の１１６ページから先にお読みください。

よい睡眠のためにカフェインをよく知ろう

カフェインは脳を覚醒する効果があります。

眠くても目が覚める、疲れた時でも元気になる錯覚を起こす、交感神経を刺激するために血液循環が早くなり血圧が上がるため、頻尿になるなどの作用があります。

ところが過量摂取により効果が減少する耐性や、依存性が生じることも知られています。

カフェインを乱用すると副作用として頭痛、頭重、めまい、身体の震え、幻覚、記憶力低下などの脳神経症状、心拍数増加、不整脈などの循環器症状、下痢、嘔吐などの消化器症状を引き起こすことがあります。

このため、食品からのカフェインの摂取に関しては、国際機関などにおいて注意喚起等がなされています。

例えば、世界保健機関（WHO）は、2001年にカフェインの胎児への影響はまだ確定はしていないとしつつも、お茶、ココアの飲料はほぼ同程度のカフェインを含んでおり、またコーヒーはその約2倍のカフェインを含んでいることから、**妊婦に対し、コーヒーを1日3～4杯までにすることを呼びかけ**ています。

また、英国食品基準庁（FSA）では、2008年に妊婦がカフェインをとり過ぎることにより、出生時に低体重となり、将来の健康リスクが高くなる可能性があるとしています。妊娠した女性に対して、1日当たりのカフェイン摂取量を、WHOよりも厳しい200ミリグラム（コーヒーをマグカップで2杯程度）に制限するよう求めています。

カフェイン認識に対する文化の違い

30年前、米国留学で驚かされた文化の違いのひとつがカフェインに対する認識でした。

アメリカといえばコーラ、ところがコーラ販売機の前に立つと、その種類の多さに驚かされます。

一般的に日本で知られているいわゆるコーラは、古典的を意味する「クラシック・コーク」と呼び、そのほかにカフェインが入っていない「ノンカフェ・コーク」があり、今では日本でも珍しくない「ダイエット・コーク」などがあります。コーラひとつ選ぶのに迷うほどでした。

ところで老若男女が飲むコーラになぜ「ノンカフェ・コーク」があるかというと、当時から**米国ではコーラにカフェインが含まれていることが知られ、子どもや心臓病などの病気がある人には、避けられていました。**

思えば私の子どもの頃、日本では「コーラを飲むと風邪がよくなる」という噂が広まっていました。今から考えると、当時の風邪薬には眠気の副作用があり、一日中ボーッとした感じになります。ところがコーラを飲むとカフェイン効果で脳が覚醒するため、そのように根拠のない話が広まったのかも知れません。

今と比べると、コーラは気軽に手に入るものではありませんでしたので、当時カフェイン慣れしていない日本人の脳にとっては衝撃的な出来事でしょう。

さらにカフェインに対し、耐性や依存性もできていなかったので、風邪の治療薬と勘違いするほどの新感覚だったのではないでしょうか。

幸い当時のコーラは贅沢品で、一度に何本も飲むことがないので、カフェインを過量に摂取することはなかったでしょう。

もし過量に摂取したとしても、カフェインが風邪の症状を引き起こしているウイルスを追い出すことはなく、体は弱ったままで脳だけ覚醒し、元気になったと本人は勘違いしているだけです。

このような状態が続くと体がどんどん衰弱し、脳も判断能力を落とすため、風邪の時はむしろカフェインを避けて深く眠ったほうが断然に回復が早くなります。

図19　カフェインを含む主な飲料

食品名	カフェイン濃度	備考
コーヒー	60 mg/100 ml	浸出方法：コーヒー粉末 10 g/熱湯 150 ml
インスタントコーヒー(顆粒製品)	57 mg/100 ml	浸出方法：インスタントコーヒー2g/熱湯140 ml
玉露	160 mg/100 ml	浸出方法：茶葉 10 g/60 ℃の湯 60 ml、2.5分
紅茶	30 mg/100 ml	浸出方法：茶 5 g/熱湯 360 ml、1.5～4分
せん茶	20 mg/100 ml	浸出方法：茶 10 g/90 ℃ 430 ml、1分
ウーロン茶	20 mg/100 ml	浸出方法：茶 15 g/90 ℃の湯 650 ml、0.5分
エナジードリンク又は 眠気覚まし用飲料 (清涼飲料水)	32～300 mg/100 ml (製品1本当たりでは、36～150 mg)	製品によって、カフェイン濃度及び内容量が異なる

参考）抹茶1杯当たり：抹茶 1.5 g(カフェイン含有量 48 mg)/70～80 ℃の湯 70 ml(抹茶のカフェイン含有量 3.2 g/100g)

出典：食品安全委員会ホームページ

日本でカフェインについて語りにくい理由

食品安全委員会が発表した飲料100ミリリットル当たりのカフェイン含有量を図に示します。

お茶にカフェインが含まれていること、中でも玉露のカフェインはトップクラスに高いことが意外と知られていません。

ただし、これらのデータはあくまでも同じ量に含まれたカフェイン含有量であり、量を2倍摂取すればカフェインは2倍になります。そのため、少量の玉露よりも大量のコーヒーを摂取したほうが断然にカフェイン量が増えます。

日本では毎年の緑茶生産量は約7万トン、出荷額は約2500億円である大産業です。国民的な飲み物である以上、カフェインのことを話題にしにくい可能性があります。

欧米では国民の健康を案じて、コーヒーや紅茶の多飲を警戒し、特に子どもたちへの投与には慎重です。

ところがこのことは、日本国内ではまだ疎かにされがちな場面を見受けます。お茶の産地で蛇口をひねればお茶が出る学校を散見します。

緑茶はほかの茶葉にない多くのビタミンを含み、子どもたちの成長に欠かせない栄養素を多く含んでいます。

一方、**カフェイン量を考慮しないと、子どものうちからカフェインに対する耐性ができてしまう可能性があります。**

日本でもカフェインに対する意識を高め、摂取する適切量について周知すれば、こんなに美味しい緑茶が飲める贅沢な国はないと思います。

同じ茶葉でなぜカフェイン量が違う？

我々が知っている茶葉を大きく3つに分けると、緑茶、ウーロン茶、紅茶とあります。これらの茶葉の製造過程において、発酵手段が大きく異なるため、それぞれの茶葉に含まれるカフェイン量が異なります。ただし、公開されているカフェイン量はそれぞれ定義が異なり、多少の相違は入れる茶葉量や種類によっても異なります。

一般的には、発酵とは有機物質が微生物によって分解されることであります。しかし、茶の場合は、通常茶葉中の酵素の働きにより、葉中のカテキン類が酸化することを意味します。

次ページの図のように、実は**緑茶はほとんど発酵しない不発酵茶であり、カフェインがもっとも高く、発酵度が進むにつれ、カフェインが分解され量が低下します。**

図20 お茶の種類

浅	不発酵茶	緑茶
発酵の度合い	弱発酵茶	黄茶
		白茶
	半発酵茶	ウーロン茶
高	完全発酵茶	紅茶
微生物による発酵	後発酵茶	黒茶

つまり、半発酵茶であるウーロン茶は緑茶よりもカフェインが低く、さらに完全発酵茶の紅茶はウーロン茶よりもカフェインが低くなります。

ところで茶葉中の酵素による発酵を済ませた後、さらに微生物による発酵をした黒茶というのがあります。中国では古くから製造される方法で、一般的にプーアル茶と呼ばれています。

プーアル茶はウーロン茶よりも知名度がやや低いのはなぜなのでしょう。もしかして、その発酵の香りが少し苦手な人がいるかも知れません。中国ではもっとも健康的なお茶として飲まれています。

ちなみに近年日本では黒ウーロン茶というものが販売され、時々、黒茶と勘違いされますが、黒ウーロン茶は濃度の高いウーロン茶であり、発酵過程が異なるわけではありません。つまり、黒茶はカフェインが低いが、黒ウーロン茶はカフェインが高く、摂取量によっては睡眠の妨げとなるので、気をつけていただきたいと思います。

イギリスでは午後3時をティータイムといって、紅茶を嗜む習慣があることが知られています。実は午後3時は睡眠ホルモンであるメラトニンが分泌を始める時間帯で、少し眠気を感じる可能性があります。

このように**眠気を感じる昼間に適量のカフェインを摂取することは、代謝を高め、勉強や仕事の能率を向上**させます。

午後3時のカフェインをぜひ最後の一杯にしていただき、夜はお茶を飲むならば、カフェイン度の低い茶葉がいいでしょう。

七変化する日本茶

緑茶はカフェインが高いとばかり話してきましたが、実は緑茶から製造され、カフェインが低いものもあります。

日本で生産されるお茶のほとんどが緑茶であり、栽培方法、製造の仕方によって、さまざまな種類のお茶になります。緑茶は育て方で大きく2つに分類され、さらにそこから製造工程などの違いによって分類されます。

茶摘み前の約20日間、被覆法（日光を遮断して育てる方法）で育てる緑茶は、抹茶と玉露に分けられます。

太陽の光をたっぷり浴びて育てられる緑茶は、煎茶と番茶類（ほうじ茶など）に分けることができます。

茶葉のうまみとなるテアニンは冬の間に蓄えられ、それを茶葉に多く蓄えさせるために被覆法を用います。

日本茶の価格は千差万別、実はその価格は茶葉の種類よりも製造過程の手間や、摘んだ時期によって異なり、茶葉自体で価格が変わる訳ではありません。

日光を遮って育てた一番茶を原料とし、蒸した後、揉まずにそのまま乾燥し、茎や葉脈などを除いた後、さらに臼で粉に挽いたものが抹茶となります。

新芽が2～3枚開き始めた頃から光を遮って育て、摘んだ茶葉を蒸した後、揉んだものが玉露となります。

抹茶や玉露は手間がかかることにより、日本茶の中では高級茶とされ、ほろ苦さとお茶の甘みがもっとも強くなります。光を制限して新芽を育てることで、アミノ酸のテアニンからカテキンへの生成が抑えられ、渋みが少なく、うまみが豊富な味になります。

逆に太陽の光をたっぷり浴びせて育てた茶葉はカテキンが増えます。カテキンは強い抗酸化作用、殺菌、抗菌作用を持つポリフェノールの一種であるため、近年生活習慣病や肥満予防にカテキンの濃いお茶が勧められています。

春に摘まれた一番茶、または二番茶が煎茶となり、夏頃の三番茶や秋の四番茶が番茶となります。これらのお茶を香ばしく焙煎したものがほうじ茶となります。

番茶とほうじ茶の色と味が似ているため、その違いがよく理解されていませんが、実は番茶はあまり焙煎せずに緑茶として出される地域もあります。つまり、番茶をきつね色になるまで焙煎し、香ばしさを引き出したお茶が「ほうじ茶」です。

お茶を焙煎する過程で、カテキンが減少しますが、同時にカフェインも減少します。つまり**緑茶の中でも、ほうじ茶がもっともカフェインが少ない**のです。

ほうじ茶は夜に飲まれることが多いことに気づきませんか？　和食でも最初に緑茶が出ますが、最後にほうじ茶を出してくれるのは、「眠れなくならないように」という気遣いであると私は勝手に思っています。

ほうじ茶が含まれる番茶は、一説では夏過ぎた遅い時期に摘まれる茶葉だから晩茶と呼ばれたといわれています。

睡眠専門医の私としてはあえて、**「晩に飲むならお勧めのお茶」として「晩茶」を提案**したいと思います。

PART 5

認知症にならない眠り方 3

夜の過ごし方

胃腸を休ませる「小」の夕食をとろう

大学病院に勤務していた時代、午前中は外来、午後は手術病棟、夕方から夜にかけて研究や論文を書かないといけない時間帯となります。

お仕事をまだされている方であれば同じく、夕方から終盤に向けてもうひと息仕事をする人が多いのではないでしょうか。

夕方以降は仕事のためにある時間ではなく、夜にいい睡眠をするための準備時間にすることを提案したいです。

食べ物を楽しむのは、口に入っている間から満腹になった時の幸福感まではないでしょうか。

胃は空腹時の何倍にも粘膜を伸ばすことができるので、口から胃に入り、満腹感に達するまで少しズレが生じます。そのため、私たちは美味しいものをついつい食べ過

図21 食品の消化時間

停滞時間	食品(100g)
2時間以内	食パン、麦飯、お粥、半熟卵、かぶ、生野菜、りんご、バナナ
2.5時間以内	ご飯、そば、餅、じゃが芋、人参、生卵、牛乳
3時間以内	うどん、味噌汁、かぼちゃ、卵焼き、さつま芋、煮魚
3.5時間以内	焼き魚、ゆで卵、貝類、牛肉、かまぼこ、えび
4－5時間	豚肉、ベーコン、ロースハム、天ぷら、うなぎ、かずのこ
12時間	バター(50g)

ぎてしまい、後にお腹が苦しくなり、胃もたれをすることがあります。

食品によって、消化時間がすべて異なります。消化のいいもので2時間、肉に至っては約4時間かかります(図21)。

夕食が遅くなり、食後にすぐに眠ると消化器が休めない状態となり、質の悪い睡眠となります。

PART3の午前の過ごし方のところでお話ししましたが、よい睡眠を取るために、朝食・昼食・夕食の量を大・中・小としませんか？ **睡眠中に胃腸も休ませることが重要**です。

仕事で晩ご飯がどうしても遅くなる人へ

そのため、晩ご飯は眠る3時間前までには済ませておきたい、ということが鉄則です。

翌朝だるくて起きられない理由のひとつに、遅い晩ご飯をとっていることが頻繁にみられます。

つまり、夜11時に眠るとしたら、8時までに晩ご飯を済ます、となります。つまり晩ご飯を7時には始めないといけません。

いまお仕事をしていない方や、在宅で業務をしている方であれば可能です。しかし、職場で仕事をしている人であれば、いい睡眠を取るには、早い時刻の退社、帰宅が必要なのです。

実際のところ、平日はどうしても多忙で時間の余裕がない、退社がどうしても夜8

時を過ぎてしまう、という方が多々おられます。それでしたらひとつ提案したいことがあります。

午後の仕事から夜の仕事に切り替える合間、少し休み時間を取り、おやつを食べませんか。「3時のおやつ」ではなく**「夕方のおやつ」**です。おにぎり、サンドイッチ、大判焼きなど、気軽に食べられますが結構腹持ちする物はどうでしょう。糖分を気にするならば、近年どのコンビニエンスストアにもたくさんおいてあるサラダチキン、かに風味かまぼこなどがお勧めです。高タンパク低糖質です。

いっそのこと、この時間帯で晩ご飯を食べてしまうというのも、ひとつの手です。コンビニエンスストアで買うなら、ヘルシーでおかずの品目の多い幕の内弁当、のり弁当などはどうでしょう。サラダとサラダチキンならダイエットにもいいです。外食なら、近年多くのフランチャイズ店にダイエットメニューがあります。ご飯の代わりに豆腐を使った牛丼、ダイエット専門家が考えた高タンパクサラダなどが気軽に食べられます。

昔の人は一日2食まででした

夜は代謝が低下し、カロリー消費も減少するので、実際夕食は摂取しなくても人体にはなんら影響はありません。

そもそも日本人は江戸時代まで一日2食で、それまでは日が暮れたら眠る準備をしていたものでした。

江戸時代から一日3食になった理由に、菜種油が安価に出回ることにより、庶民でも灯りをともすことができるようになり、夜も活動するようになったためといわれています。

また、当時の江戸は街全体が活動的であり、多くの人が集まっては勤勉に働いたものです。ところが地震や水害などによる天災に加え、庶民の家に灯りがともされるようになったため、火種の不始末による火災にも頻繁に見舞われるようになりました。今でいう「スクラップ&ビルド」。街が壊れては作るを繰り返し、家を作るなどと、多くの重労働仕事が必要とされました。

その結果、江戸では肉体労働者には早く済ませられ、腹持ちのいい食事が流行しました。せっかちで早飯の江戸っ子にもっとも好かれた食べ物に、江戸寿司がありました。

そもそも江戸寿司が誕生するまで、寿司というものは千年以上の歴史を辿って、現在滋賀県にある「鮒寿司」のように、魚を米飯と塩で長時間かけて発酵したものである、なれずしのことを指しました。

巨大人口を抱える当時の江戸で、美味しいなれずしが食べたくても、口に入るまで数カ月もかかる発酵を江戸っ子が待てるはずがありません。

そのため、徳川家康が尾張文化から持ち込んだお酢で発酵の酸味を代用し、塩漬けの魚ではなく、江戸湾でとれた生魚を載せた江戸寿司が誕生し、通称「早ずし」と呼ばれました。さらに「早ずし」を握る手間を省くため、米飯の量は今の寿司の二倍以上、こぶしの大きさほどありました。

ということで、江戸時代から晩ご飯を食べるようになりましたが、当時それだけ肉体が熱量を必要としました。

現代の仕事は江戸時代と比較すると肉体の熱量消費が少なく、脳への負担が大きい傾向があります。つまり睡眠の質を下げがちです。

睡眠専門医の晩ご飯

ところが、どうしても頑張った一日を労いたいと脳が思いがちで、ついつい夕食に食べ過ぎます（飲酒と睡眠についてはPART7でお話しします）。

夕食がどうしても遅くなる人は、夕方に少し口に何か入れると、多少脳が誤魔化され、遅い夕食の量を絞ることができます。先ほどご紹介した「夕方のおやつ」です。場合によっては帰宅してからの晩ご飯は雑炊程度にして、翌朝早く起きてたくさん食べる生活ができるようになると、睡眠のみでなく、健康までが改善します。

夕食量を絞ると簡単に言いますが、実際、私は本書の中でこの項目を実行することが一番難しいと思っています。

私のクリニックが終わるのは夜7時、帰宅すると夜8時を過ぎ、そして必ず11時には寝ます。

平日はちゃんとした夕食は作らず、冷蔵庫に常にストックしてあるサラダチキン、かまぼこ、納豆、豆腐、チーズ、豆乳などの高タンパク食物を2、3品で短時間で済ませるようにしています。

その代わり大好きな肉や脂分の多い西洋料理は、週末の夜早い時間に食べるようにしています。

それでも食べたい晩ご飯

空腹に勝つか負けるかは、自分の脳との会話が重要だと思っています。

私は平日、なるべく頭を仕事や翌日の計画に使い、食事は大・中・小の原理を守ります。それでも空腹を感じ始めたら「食べたいのもわかるが、週末まで我慢しよう」「このまま食べたいだけ食べたら明日苦しむから控えよう」と脳に語りかけます。

それでも脳に負けそうになったら、「じゃ、お豆腐一丁だけ食べよう」と交換条件を出し、時間をかけて一丁のお豆腐をゆっくりと味わって食べます。

これを心理学的に「アンカリング効果」や「コントラストの原理」と言って、先に与えるものによって、後の印象が変わる現象を利用します。

いつも「我慢して」と脳に語り続けると、いつしか脳が我慢できなくなり暴走し、逆効果で暴飲暴食を引き起こしかねません。

先に我慢を語りかけ、後に高タンパクで低カロリーのものを食べれば、その食べ物自体を美味しく感じることができる上、脳に一定の満足感を与えることができます。

ただし、家族にとって夕食は大事なイベント。私のような食事スタイルができるのは、子どもたちが成長して家にいないからでもあります。小さなお子様がいる家族では食卓をともに囲むことは大切です。

また、小さなお子様がいる間の両親はまだ若く、代謝も高いため、多少エネルギーを過分に摂取しても胃腸に負担がかからない可能性があります。年齢によってぜひ夕食スタイルを見つめ直してください。

寝落ちは睡眠を破壊する

夕方から睡眠ホルモンであるメラトニンが徐々に上がり、夕食で血糖値が上がって、さらに前夜の睡眠不足や昼間の疲れから、寝落ちをすることがよくあります。

夜に寝落ちするとメラトニンが一気に上昇し、脳はそこで一晩寝たと勘違いします。すると、いつもの睡眠時間には眠れなくなり、寝ても中途覚醒が頻繁に起きます。さらに翌日昼間に眠気が差し、その次の夜にまた寝落ちする負の連鎖に陥る……。そのような患者を頻繁に診察します。

寝落ちは睡眠を破壊するようなもので、絶対にしてはなりません。毎日寝落ちをする人は、94ページの「**中くらいの昼食と、30分の昼寝**」を再読してください。昼寝をすれば夜の寝落ちを予防することができます。適切な昼寝はその夜の睡眠を妨害しません。

夜のスーパーに行きませんか?

病院で、寝落ちしたことを告げずに「明け方まで眠れない」と医師に話し、その医師が睡眠専門外である場合、適切な診断がされないまま、睡眠薬を処方されることがあります。当然、薬が効くはずもなく、どんどん薬物量が増やされていく場面を見受けます。

寝落ちをしないためにも、夕食後に何かイベントを入れることをお勧めします。

犬のお散歩、隣近所のお友だちを誘って公園で体操や雑談ができるならそれに越したことはありませんが、日常生活の買い物を夕食後にするのはいかがでしょう。ウクライナ戦争、鳥インフルエンザなどの影響で物価がかなり高騰しています。しかし、いつも通っているスーパーでも必ずディスカウントしている品物があるはずです。散歩や運動というとなかなか腰は重くても、生活費の節約になるのであれば、頻繁にスーパーまで歩いて品物の価格を把握するのはいかがでしょうか。

例えば、玉子が高いなら、どこのスーパーが一番安く売っているか。秋刀魚が高騰しているなら、鯖や鰯はどうだろう。

夕食後のスーパーには、楽しみがあります。どこのスーパーでも、特に生鮮食品は夜にディスカウントをしているはずです。

夜のディスカウントは半額になるのも珍しくありません。翌日の食事を考えてスーパーまで歩くと、寝落ちの眠気が一気に吹き飛び、この方法で体が健康になり、財布にも優しいのです。

毎晩スーパーに出かけると、いつの時間にディスカウントし始めるかもわかるようになり、欲しいものがお得に手に入るようになります。

家に戻ってお風呂に入るといい眠気がやってきて、いい眠りにつくことができます。

スーパーの残り物をいただくことで地球にも優しい気持ちになることができ、いい夢を見ることができると思います。

よい睡眠のための風呂に入ろう

入浴は睡眠に大きな影響を与えます。

風呂に浸かった瞬間、不思議と人は「は〜」と声が出ます。これは、それまで交感神経で長時間興奮していた体が、急激にリラックスする副交感神経に切り替わるために出る生理現象です。

そのため、しばらくすると、湯船の中で眠気がでてくる場合があります。

睡眠負債は溺死を生む

厚生労働省が発表する人口動態統計から、2008年以降に風呂場での溺死が急増し、近年は死亡者数が約5000人に達し、2011年以降交通事故死を上回ることに驚かされます（130ページの図22）。

ところでなぜ風呂場で溺死するか、不思議じゃありませんか。どうも飲酒も一因のようですが、風呂場で熟睡すると、体が緩み、水が肺に入ってもそれに気づかず、溺死をしてしまいます。

しかし不思議なことがあります。昭和時代の飲みニケーション（サラリーマンがお付き合いで飲んで帰ること）は平成、令和に入ってから年々減少しているはずです。家庭内で晩酌しているとしても、年々国民の夜の飲酒が増えているとは思えません。

睡眠専門医から推測すると、充分な睡眠が足りている人は、いくら湯船でリラック

図22　高齢者の不慮の溺死及び溺水による死亡者数の推移

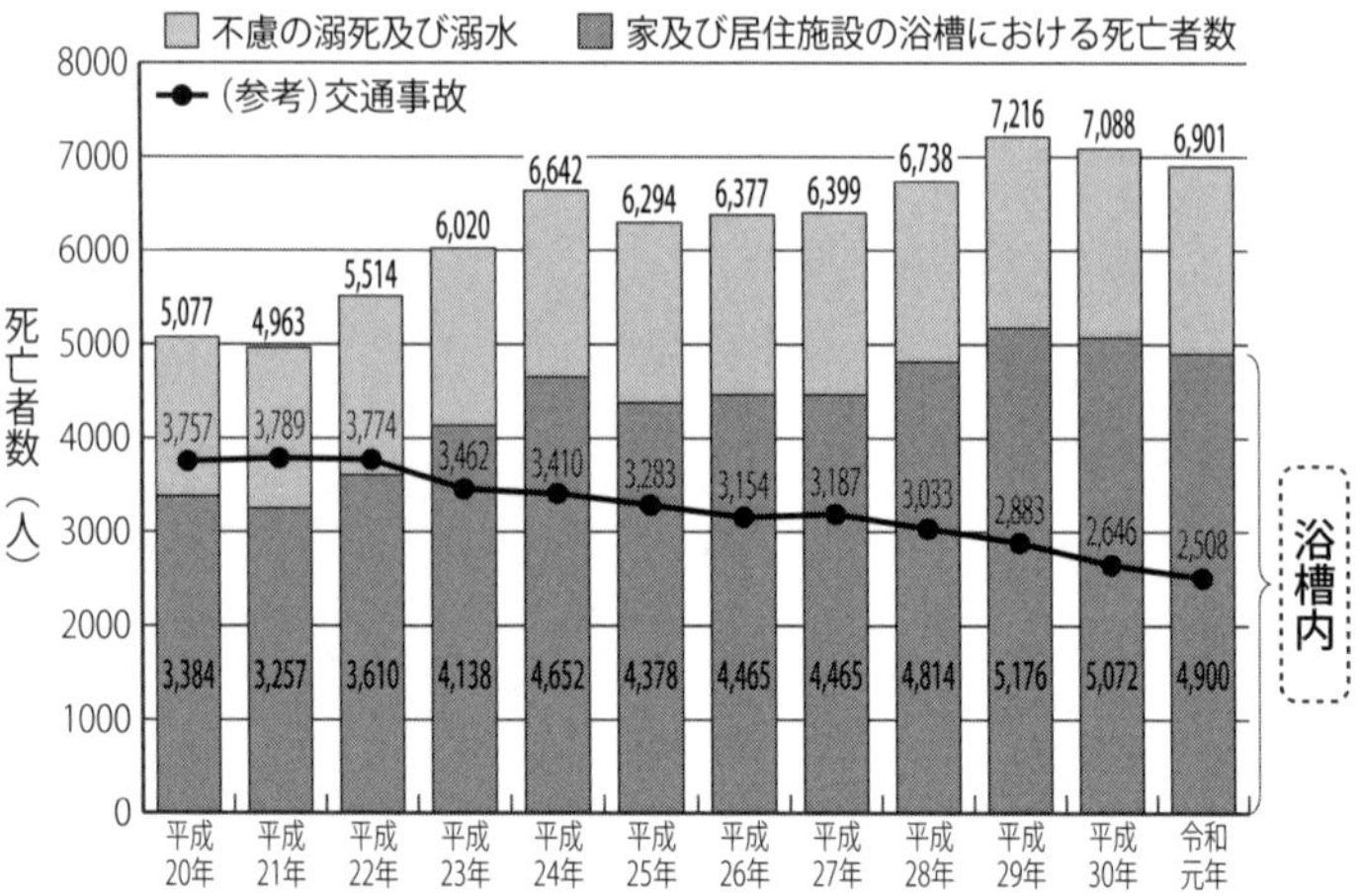

出典：厚生労働省「人口動態調査」

スしても熟眠に陥ることはないはずです。ところが２０１４年版厚生労働白書で、国民の睡眠時間が年々減少していることが示されています（33ページの図7）。

昭和の時代は平成、令和より国民はさらに長時間働いていたにもかかわらず、現代の人たちのほうが昭和よりも約30分睡眠時間を縮めているのは、背景にテレビ、インターネットを含めたモバイル時間、さらに生活行動のパターンが深夜にずれているため、睡眠妨害をしている可能性があります。

睡眠負債の溜まった体は、昼間に交感神経を酷使して緊張で辛うじて眠らないよう

にしているだけで、湯船に入り副交感神経に切り替わると、リラックスした途端熟眠をしてしまい、命を落とすまで危険な状態なのです。

このような人は、電車に乗った時、会議や授業中にふと寝てしまう前兆があった可能性が高いと思っています。

ぐっすり眠るために、湯冷めを利用しよう

テレビや映画で、雪山で遭難するシーンを見ることがあるかと思いますが、その際、必ず眠りに陥りそうな人がいて、仲間が「寝るなっ！」と声かけしてその人を揺すり起こします。人は、体温が下がった瞬間、眠気が生じるのです。

体温が上がれば人は目が冴え、逆を言えば、**体温が下がる瞬間が最高の入眠時間**です。

そうするには、必ず風呂の時間を睡眠の準備として意識してほしいと思います。

風呂に入ると必ず体温がいったん上がります。その体温が下がった時にふとんに入る計算をしてほしいのです。

浴槽で全身浴した直後は、入浴前に比べて深部体温は0・4度ほど高くなっています。

しかし10分も経過すると、入浴前より約0・1度深部体温は低下してしまい、以後下がり続けて、30分後には0・3度ほど低下するのが一般的といわれています。

この、入浴前より深部体温の低下した状態を「湯冷め」というのです。「湯冷め」が最高の眠気を誘い、「湯冷め」からふとんに入るまで、これが風呂による、よい睡眠の計算式となります。

風呂の温度が高く、湯船に浸かる時間が長ければ「湯冷め」までの時間も長くなります。人それぞれ好みの湯の温度、入浴時間によっても風呂による体温上昇が異なるので、流動的に計算してください。

逆にシャワーのみの人は、湯船に浸かるほど深部体温が上がらないので、眠気が早くやって来る可能性があります。

「湯冷め」は浴室を出てから30分以降、約1時間前後にやってくるので、このゴールデンタイムを逃さずに、眠気を察知したらただちにふとんに入りましょう。

PART 6

認知症にならない眠り方 4

寝室での過ごし方

寝室とは？

さあ、睡眠まで最後の準備です。今日一日朝から今夜のよい睡眠のために努力してこられたことに、まずはお疲れ様。この最後の一歩を仕上げたら、間違いなくいい睡眠がやってきます。

北米のように土地の余裕があれば、食事はダイニングルーム、テレビを見るのはリビングルーム、寝るのはベッドルームなどのように、用途によって部屋を分けることができます。

用途によって部屋を変えるのは、それぞれの部屋での作業目的に応じた意欲に切り替えることができ、よりよい結果に導くことができるからです。

つまり、キッチンと隣接するダイニングルームは料理の香りが流れ込み、料理の色を美味しく引き出す間接照明などの条件によって食欲を引き立たせます。

反面、ベッドルームには寝るための寝具以外ほとんど何も物を置かず、ベッド横の台に間接灯がひとつだけにすれば、横になって灯りを消した瞬間、魔法にかかったように眠ってしまうでしょう。これは前述したパブロフの犬・条件反射による生理現象です。

しかし、日本の住宅事情で北米のような真似はなかなかできません。

昭和の時代は兄弟が多く、ひとつの部屋で食事し、同じテーブルで家族全員が勉強や作業をしたものでした。少子化に伴って子どもたちがそれぞれの部屋を持つようになりましたが、保護者は子どもたちが何をしているか把握ができず、逆に新たなる睡眠問題を生み出しています。

いずれにせよ、日本では用途により部屋を分けることは難しく、ワンルームマンションも増えています。ひとつの部屋に勉強机もあれば、その机で食事もして、横のふとんやベッドで眠ることもあります。

ブラックジョークですが、その部屋にむき出しのトイレがあれば、日本の生活状況は独房と変わらなくなります。

このような生活事情であるとしても、**ベッドやふとんは眠る以外触れない、眠る時だけベッドやふとんに入る、気持ちを切り替えて生活することが重要**です。

寝室は、眠るための「儀式」を行う部屋

例えばひとり暮らしの人の自宅に居間と寝室が別々にあるとしても、寝室にわざわざテレビを持ち込み、テレビをつけながら眠る患者を頻繁に見かけます。

睡眠の脳でも目から光を取り込み、耳からも脳を刺激する音が入り、脳が反応するため、熟眠することはできません。

そもそも直前に光を目に入れることは、よい睡眠を妨害するような行動なので避けていただきたいと思います。

よく本を読まないと眠れないという人もいますが、本を読むことは気持ちが落ち着

くのでいいことです。しかし、ベッドやふとんの中で読まないでいただきたいと思います。

どうしても部屋のスペースがない場合、ふとんなら横に座椅子を置いてそこで本を読み、眠気が出た途端にふとんに入る。ベッドなら頭側に枕を積み上げて背もたれにし、椅子に見立てて座ったまま本を読み、眠気が出た途端にベッドに滑り込むようにします。

本を読む、眠気が出る、ふとんやベッドに滑り込む、この行動を毎晩繰り返すと、いつしか本を手にした途端に眠気がやってきて、5分で眠れるようになります。

できたら眠るためのみの寝室を確保すること、寝室が確保できない場合、ふとんやベッドの中で、眠る以外の行為を一切行わない儀式を持っていただきたいと思います。

寝室の環境設定

睡眠に影響する三大環境要因は、温度湿度、光、音です。

以下は睡眠検査を行う室内環境設定条件ですが、あくまでも睡眠専門家が提唱するひとつの国際基準であり、人種によっても個々の体感温度も異なるのであくまでも参考程度にお考えください。

よい睡眠に適する温度は22～24度、湿度は50～60％、照度は3ルクス以下が望ましいです。

高温多湿では深い睡眠に入るための徐波睡眠やレム睡眠が減少し、覚醒が増加することが報告（Okamoto M, Sleep 22:767-773, 1999）されているので、特に温度と湿度には注意したいと思います。

ただし、加齢変化に伴い、体温調整機能が低下するため、適切な温度湿度条件の範囲は狭くなります。

また、男女でも深部体温や体感温度が異なり、寝室に複数以上で寝る場合は、寒く感じる人がふとんを厚めにかけることで調整していただくといいかと思います。

近年睡眠の質を考えたエアコンも販売されています。エアコンは電気料を増やすのでつけずに寝る人もいますが、近年のエアコンはかなりエコを考え、時間当たり数十円の電気費用で済むことが多いです。いい睡眠が取れずに翌日に支障がでるほうが経済的損失は大きいと思います。

遮光については、暗ければ暗いほど安眠ができます。

ところで天井にある豆電球をつけて眠る人も多いですが、あの光は意外と直接まぶたを通して目に入るので、避けたほうがいいでしょう。

少し灯りがあったほうが安心な人は、床に置く間接灯のほうがいいと思います。

トイレに行くための灯りならば、人が通るとセンサーでその時だけ光がついて、いなくなると消える、コンセントに差し込むタイプのライトがリーズナブルに売られて

図23　日の出の時間

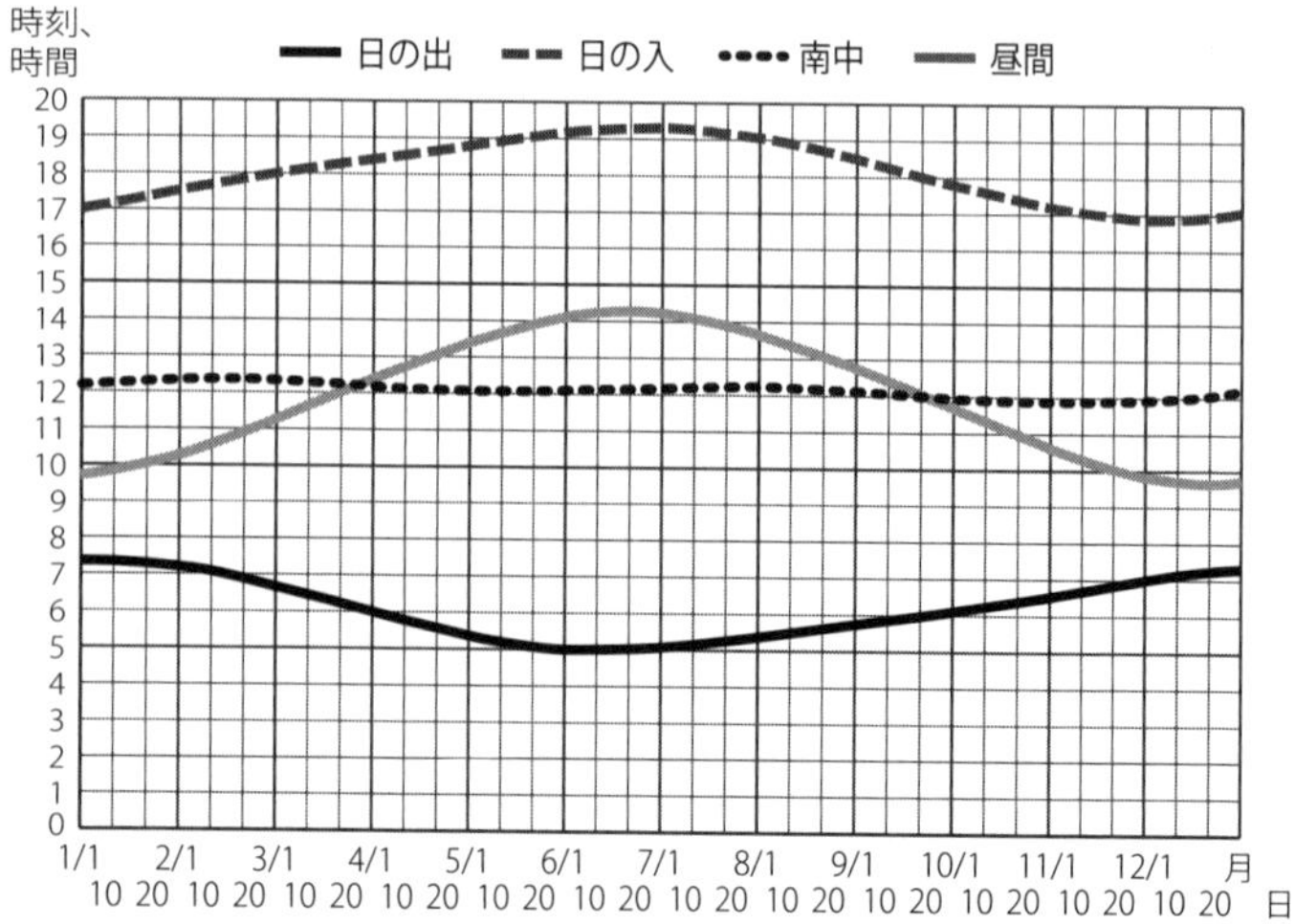

います。

遮光のためにもうひとつ大切なことがあります。なるべく寝室には厚手のカーテン、できるだけ遮光カーテンをつけていただきたいと思います。

と言いますのは、1年を通して毎日日照時間が異なり、夏と冬では日の出時間が2時間以上変化します（図23）。

日が昇るとその光が部屋に差し込むだけで睡眠状態が浅くなり、覚醒しやすくなります。季節で起床時間が左右されると、昼間に眠気が出るもととなるのでお気をつけいただきたいと思います。

よい睡眠のための寝具

よく患者に、どんな枕がいいかを聞かれることがあります。また、年に何度かテレビ取材を受けますが、その時に必ずと言っていいほど、どのような寝具がいいかを聞かれることがあります。

その**質問には、「ご自身が気持ちいいと思う寝具がいい」、と答えます**。といいますのは、**「一番おいしい食事を教えてください」という質問と同じで、その時の体調、好み、気分、目的用途でも、それぞれによって異なるから**です。

例えば一時低反発マットが流行しました。人間の背骨はカーブしているため、低反発マットは真っ直ぐ上向きに眠ると、脊椎が出っ張るところはマットが凹み、脊椎が凹むところはマットが出っ張るようになり、体重が平均的に分散され、疲れが取れやすくなるといわれています。

一方、寝ている間、どうしても下にした側は体の重みによる圧迫を受けて、血流が悪くなるため、何度か寝返りを打つのが自然体であります。

低反発マットは一度体が沈むと、寝返りを打ちにくくなる欠点があり、体とマットの接触面に汗をかきやすいので、夏場は暑く感じます。また、畳で寝ることに慣れた人からすると、柔らかすぎるベッドは逆に眠れなくなるのです。

睡眠専門医の眠り方

枕もまた目的用途と好みで異なります。

上向きに寝た姿を横から見ると、頭と体の間にある首のところが宙に浮いていることがわかります。

この部分は接地面がなく筋緊張が取れにくい可能性があるため、次のページの図24の1のように丸めたタオルを入れるとよいでしょう。

図24　枕の種類と睡眠時の姿勢①

1

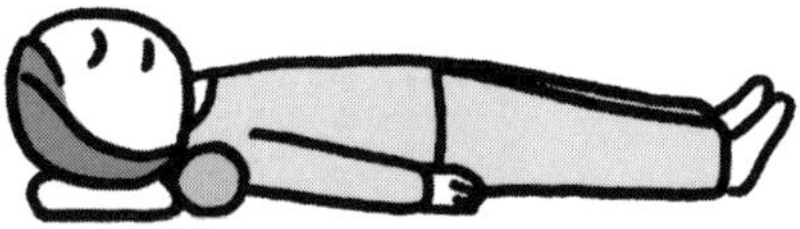

2

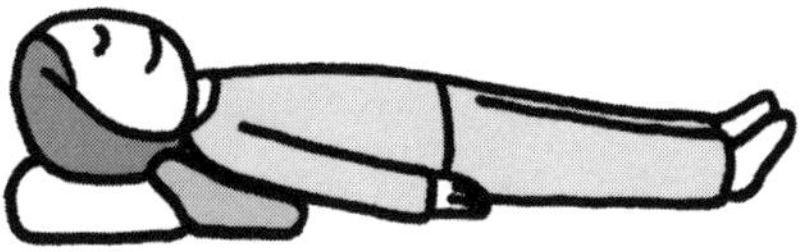

私はベッドに4つほど枕を置いています。その日の気分で変えます。

私は自分の好みで頭に当たる部分は高めで固めの枕、そして図24の2のように首との間にひとつ柔らかい枕を折って入れるようにしています。

学生時代から使っているそば殻の枕がいまだに手放せず、安心する寝具を使うのも大切です。

最近ひとつの枕にさまざまな用途を持つものもあり、いろいろ試してみるのもいいでしょう。

整形外科医と睡眠専門医は、眠りについての「目的」が違う

業者と寝具を開発している医療者は、整形外科医か睡眠専門医をよく見かけます。そのため、寝具には2つの大きな目的の違いがあります。

整形外科医は、仰臥位で寝ることを前提に、全身にかかる重みを分散することに重点を置きます。

実は**睡眠専門医はある程度寝返りを打つ、さらに仰臥位ではなく、横寝を勧めています。**

それには大きな理由がひとつあります。仰臥位はもっとも睡眠時無呼吸症候群を生じさせるため、睡眠専門医は横寝で適度に寝返りをして体位を変えることがベターだと考えているからです。

まったく睡眠時無呼吸が生じない人はいません。睡眠時無呼吸症候群の異常値は、

図25 枕の種類と睡眠時の姿勢②

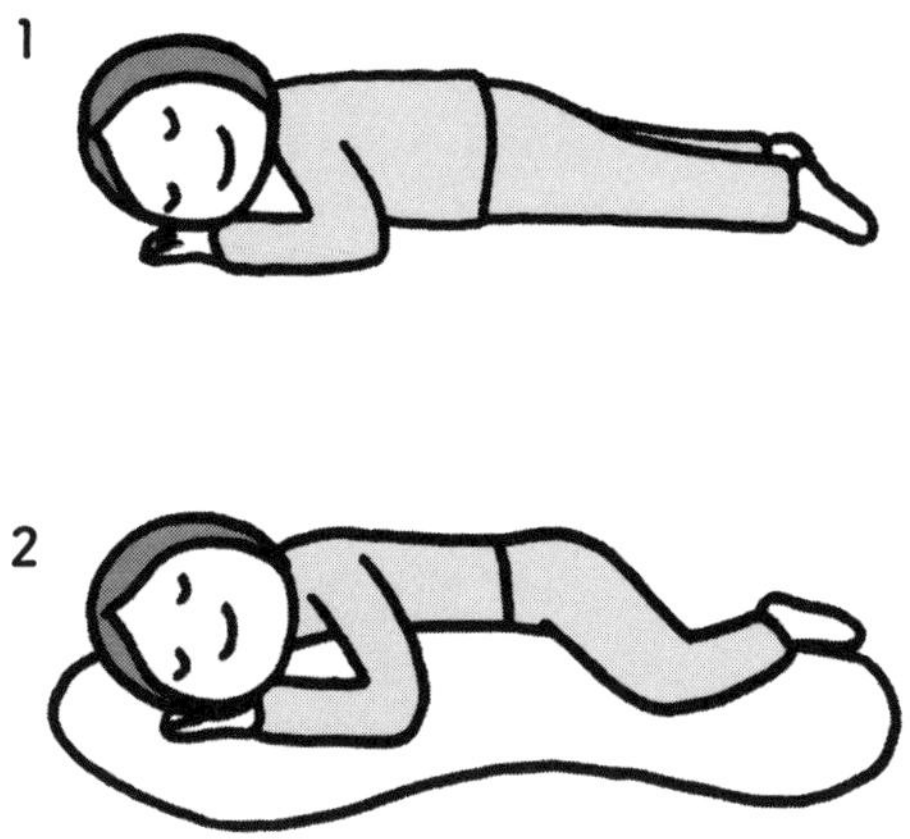

1時間あたり5回以上の呼吸障害が生じることです。

つまり、**正常な人でも1時間に5回以下、数回の呼吸障害が生じている**のです。

睡眠時の呼吸異常は仰臥位がもっとも悪くなります。

重症の睡眠時無呼吸症候群患者は仰臥位では苦しくて眠れず、普段からうつ伏せで寝ないと眠れない人が多くいることを専門医は経験しています。

ただし、図25の1のようにうつ伏せになると首を痛めるので、あまりお勧めしません。うつ伏せではなく、2のように抱き枕を置いて、それに抱きつく形で横寝することを勧めます。

伊藤忠商事株式会社の解析によると、近年、国内の睡眠ビジネスだけでも数兆円が動いているそうです（「繊維月報」2019年8月号）。

すでに人工知脳（AI）を用いた寝具が発売されており、寝具は人の体調、疲れ具合、さらに睡眠深度によって形が変わるものがどんどん市場に出てくると思います。

料理を食べ尽くした魯山人は、世界で一番美味しい料理は何かと訊ねられ、「疲れて家に帰った時のお茶漬け」と答えたとの逸話が残っています。

スヌーピーに出てくる、いつもお気に入りの毛布を持ち歩いているライナス。彼にはどんな寝具よりもその毛布が一緒であれば安眠ができるでしょう。

さあ、これからさらに展開していく睡眠ビジネスではありますが、新しいものには興味を持ちながら、あなたが安心して気持ちよく使える寝具が一番いいと思います。

ぐっすり眠るために、香りを使おう

かつての名女優マリリン・モンローが残した名言に、「寝る時身にまとうのはシャネルの5番だけ」があります。当時セクシーが売り物であった彼女の、世の男性に想像をさせるために出た言葉ですが、パジャマの代わりに香水だけつけるというおしゃれを世に知らしめることとなりました。

また、昭和に流行した杏里の「オリビアを聴きながら」という歌謡曲の一節に、「ジャスミン茶《ティー》は眠り誘う薬」というフレーズがあります。

眠れない夜の原因は興奮する交感神経からお休みする副交感神経になかなか脳が切り替わらない可能性があります。

ところで脳から直接末端に出ている脳神経は12本あり、そのもっとも上にある1番目の神経が嗅覚です。例えば脳から出た視神経が目に辿り着くまで約4センチあるのに対し、嗅神経は約1センチ。嗅神経自体は脳の一部という考えもあります。

つまり、**感覚器の中でも嗅覚がもっとも早く脳に情報を伝えることができ、香りを使うことにより、脳を瞬時に副交感神経に切り替えることができる**のです。

そのために、休日は自分にとって落ち着く香りを探しにショッピングに行ってみませんか。多くの生活雑貨店には室内に香りを満たす商品が多く並べられ、電気で霧状に広げるものがあったり、瓶にスティックを挿して香りを拡散するもの、はたまた簡便にスプレーするものもあります。

私個人は京都を訪れた際の旅館や料亭のお香に惹かれて、気持ちを落ち着かせるために、好きなお香を焚くことがあります。

もっと簡単な方法は、風呂上がりにコロンなどの香水を軽く耳朶の後ろにつけるのもいいでしょう。

ただし香りには刺激的なものもあります。例えば香りをかぐだけでも唾液が出るレモン、料理で臭みのある肉に香り付けするローズマリー、眠い時に口に入れると目が覚めるペパーミントなどは、逆に眠気が低下するので要注意です。

香りの種類に迷われたらお花の系統がいいでしょう。代表的なのはラベンダー、そのほかベルガモットやネロリは柑橘類と思えないようなフローラルで上品な香りを持ち、リラックス効果を高めます。

個人的には森林を思い出させるような樹木系が好きで、台湾の高山現地で絞られたヒノキオイルを大切に使っています。高貴な香りを持つ白檀が入ったお香やアロマオイルもまた、興奮する脳を鎮めてくれます。

よい睡眠のために、普段から香りに興味を持ってみませんか。

耳鳴りで眠れない人のために

寝る頃になると耳鳴りが苦になり、音がうるさくて眠れなくなる人がたくさんいます。どの耳鼻科医でも少なからずこのような患者を診察しているはずです。

耳鳴りにはたくさんの原因が伴いますが、基本的には内耳神経細胞の障害がベースになっていることが多いです。

もっとも多いのは加齢変化に伴う両内耳神経細胞の劣化で、高音にしたがって音が聞こえなくなる現象です。

耳鳴りはなぜ起こるの？

人の聴神経細胞は、ピアノの鍵盤のように一列に並んでいます。入口に高い音を感じる細胞があり、出口に近いほうに低い音を感じる細胞があります。

耳に伝わる音は鼓膜を振動し、鼓膜から耳小骨という3つの骨を伝って、内耳のリンパに波を起こします。この波がピアノの鍵盤を叩くように、神経細胞の上にある毛に触れると、神経細胞に電気が伝わり、ここから脳に向かって電気信号が伝わっていきます。

年を取ったり、また、例えば突発性難聴などで内耳の病気になると、これらの聴神

図26　難聴のパターン

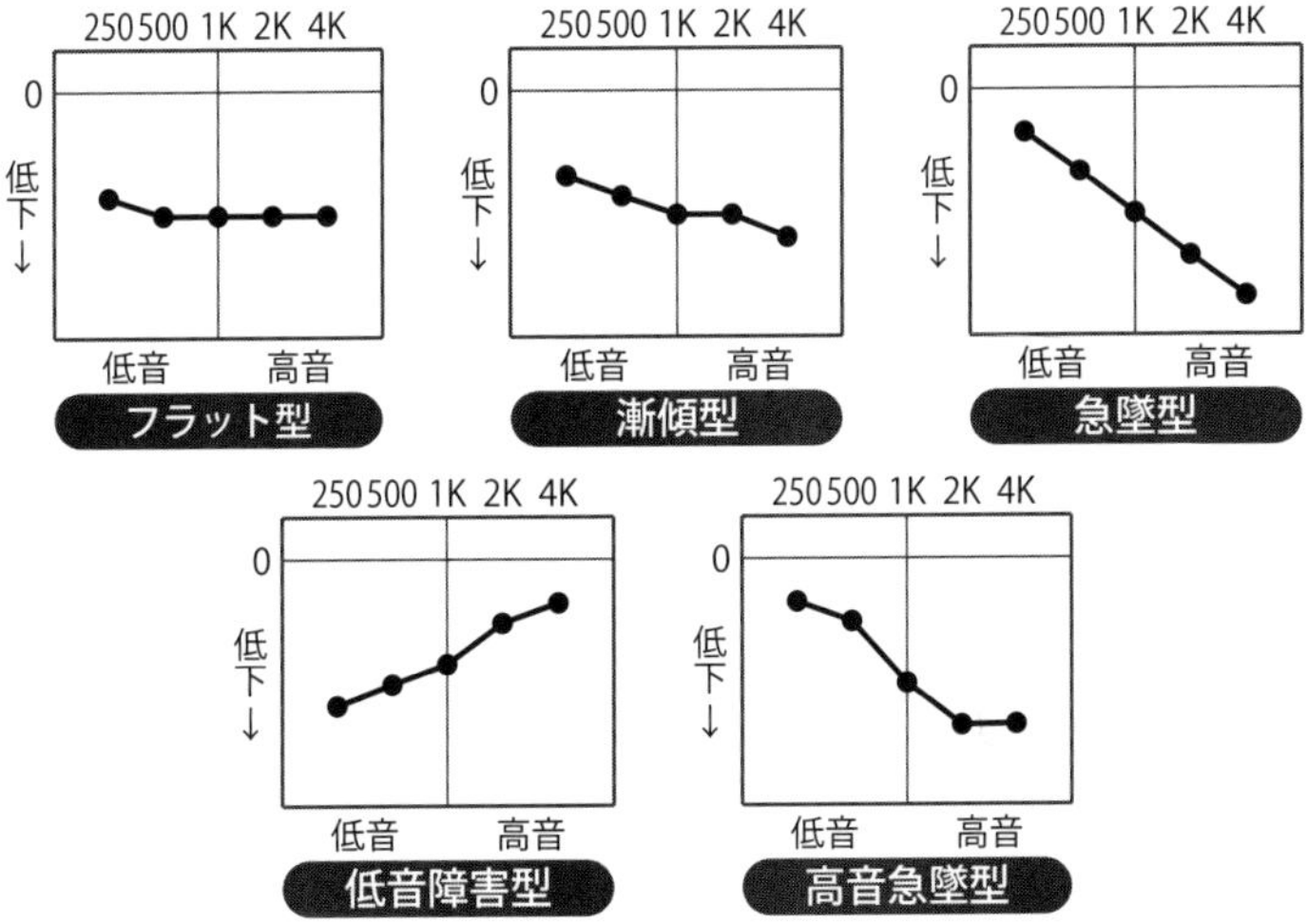

経細胞に傷がついたり、劣化します。聴神経細胞は障害されると、音が神経の毛に触れても、そこから細胞に電気が伝わらず、聞こえなくなります。

難聴のパターンは大きく分けると図26のようなものがあります。加齢変化に多いのは上3つにありますように、聴力全体が下がるか、徐々に高音が下がるか、急に高音が下がるか、のパターンがみられます。

実はこの聴神経細胞の加齢変化は、成人した頃から始まっています。人間の聞こえる音の音域は、20〜2万ヘルツといわれています。ところが年齢とともに高音が聞こえなくなり、20歳代になると1万6000

ヘルツ、40歳代で1万4000ヘルツ、そして60歳代で1万ヘルツまでと上限の音が聞こえなくなります。

子どもの頃よく耳元で蚊が飛んでいて何度も蚊を手で払っていたのに、最近知らぬ間に首元で蚊に刺され痒くなることはありませんか。実は蚊が飛ぶ音は1万8000ヘルツの高音で、モスキート音と呼ぶこの音は、20歳になると聞こえなくなるのです。

最近コンビニエンスストアの店前や、公園でモスキート音が流されています。基本的に人にとって、高い音というのは気分のいいものではありません。深夜に10歳代の若者がその場所に集まろうとすると、耳元で気分が悪くなる音がするため、長居ができなくなる作用を利用しているのです。

ところが成人以降どんどん高音が聞こえなくなるのに、それぞれの高音を感じる神経細胞が雑音を出すようになるのです。壊れたスピーカーは、音が小さくなるだけならばいいのですが、不快な音が出るようになる仕掛けと同じです。

よって、耳で鳴っている音をすべてなくすことは、ほぼ不可能なのです。

耳鳴りに感謝して生きる

耳鳴りを持つ人口は、世界の統計で15%弱といわれています（Carlotta M. Jarach, JAMA 2022）。シニア世代に至ってはその2〜3倍、2人に1人はいるでしょう。還暦過ぎた私も例外ではなく、一日中耳鳴りがしています。

しかし私はその統計に入る耳鳴りではありません。というのも、**私が診察した限り、還暦を過ぎて高音障害がまったくない患者を見かけたことはないのです。つまり、高齢者全員に耳鳴りがあるのです。**

耳鳴りは睡眠不足と似た原則があります。

例えば成人の睡眠時間は7時間ですが、6時間睡眠でなんら困らない人はそれでいいのです。

ところが昔より眠れなくなった、人が7時間眠っているのに、自分だけ6時間で辛いと言って、クリニックに来られる患者がいます。

年齢に逆らう方法はありません。加齢変化で睡眠時間は若い時より短縮するため、時間量が大切ではなく、その質に満足して昼間の活動に問題がなければいちいち睡眠障害と考える必要はないのです。

つまり、耳鳴りもまた、それを苦にするかどうかの問題です。


耳鳴りがするから、人生が辛くなった、眠れなくておかしくなりそうだ、とまで表現されて耳鼻科を訪れる患者はかなり数多くいますが、実はほかに隠れている病気がある場合があります。

耳鳴りがするから辛い訳ではなく、もとからうつ傾向やうつ病、さらに糖尿病、高血圧などの生活習慣病、驚くことに認知機能が低下している可能性もあり、一度は主治医に相談することをお勧めします。

近年、**耳鳴りは耳の病気のみではなく、それを苦しむ脳の病気**として考えられるようになりました。よって**耳鳴りを抑えようとするのではなく、脳を楽にしようと思うように切り替えたほうが楽になります。**認知行動療法など含めて治療を行う耳鳴り専門施設も多いので、一度相談されるといいかと思います。

ここまでの文章を読まれて、「何を言ってやがる、若造にわかるか（私は還暦過ぎていて若くはありませんが）」、何軒も病院通っても耳鳴りは消えないのだぞ」などと感じる人は、このことが怒りになって今夜ますます耳鳴りが大きく感じ、さらに眠れなくなります。

前述の「まずは頭を柔らかくしましょう」（59ページ）の箇所を再読していただけると幸いです。いい結果に導くのでしたら、一度考えを変えましょう。

ちなみに私も体調が悪いと耳鳴りが大きくなることがあります。しかしそれがもとで眠れなくなることはありません。むしろ**私は、「いずれ最後にこの耳鳴りが完全に消える日がやってくる。今日もこの耳鳴りを感じることができて、生きていることに感謝」と祈って、温かい気持ちで眠ることができます。**

不眠に潜んでいる睡眠疾患

ここまでの話は、一般的に合併症がない方には効果がありますが、それでも効果がない場合、もしかして何か睡眠の病気が潜んでいる可能性があります。

それぞれの病気を説明し、心当たりがある場合、ぜひ一度専門医にご相談ください。

◎睡眠時無呼吸症候群

睡眠医療が急激に進んだ背景に1980年代に解明され、現在ではほぼ治療方法が確立された睡眠時無呼吸症候群があります。

寝ている間にいびきをかき、時々呼吸が止まり、熟眠感がなく、朝起きても頭痛、頭重感があり、昼間眠気を伴います。通常は肥満な男性に見られる症状ですが、女性や子どもにもみられます。

通常は睡眠中に上気道（鼻～のど仏のところまでの空気の通り道）のどこかが閉塞して、肺に空気が入らず、血中酸素飽和度が下がり、何度も覚醒を伴う疾患です。

肥満のほか加齢変化による筋緊張低下、扁桃肥大や鼻閉、顎顔面の発育不全、などによる上気道狭窄で起こります。

1時間あたりの呼吸が止まる回数と酸素飽和度が低下する回数でその重症度を計算し、重症であればあるほど全身合併症を併発しやすくなります。

高率に合併するのは高血圧、心筋梗塞、脳梗塞などの循環器障害、慢性咳嗽などの呼吸器障害、糖尿などの代謝障害などがあります。

睡眠時無呼吸症候群がある場合、寝ていても熟眠ができないため、年中眠くて、バスや電車に乗ってもすぐに寝てしまう特徴があります。そのため、寝付きが悪い入眠障害を起こすことはありません。その代わり寝ている間に何度も目が覚める、夜中何度もトイレに行く、目覚ましが鳴っても起きられません。そのような症状があったらご注意ください。

◎ 概日リズム睡眠覚醒障害

一般的には生活リズムによって影響されるために起きる症状です。

シニア世代は早く眠くなる傾向があり、その眠気に任せて眠ると、いつも夜9時に眠っていたものがどんどん前倒しになり、いつしか夕方6時から眠ってしまい、深夜に目が覚めて眠れなくなります。

逆に若い人は夜更かしする傾向にあり、連日睡眠時間が遅くにずれてしまうと、やがて夜明けを迎えないと眠くならない症状です。

これを治すには、シニア世代の場合はいつもより30分遅く寝る、若い人はいつもより30分早く寝る、翌日眠気が残れば昼寝で調整する、などの工夫が必要です。

意識して生活を改めないと長期悩むこともあり、その際は専門医に受診し、睡眠衛生指導とメラトニン製剤投与を受けることをお勧めします。

日勤、夜勤などの交代勤務職にとっても陥りやすい問題であり、この場合、交代勤務睡眠障害と呼びます。

不規則に交代勤務をすると症状が起きやすく、近年多くの企業が採用している方法ですが、例えば1週間夜勤、翌1週間日勤と、規則的に週ごとで勤務交代したほうが生活リズムを作るには楽で、よりこの症状になりにくいといわれています。

また、夜勤に入る前、夜勤中、そして夜勤明けにも仮眠を頻繁に取ることで症状を防ぐことができます。

長年交代勤務をするとその職を辞めたとしても、残りの人生を睡眠障害に悩まされることがあります。症状が深刻な場合、夜は睡眠薬、昼間は覚醒薬を投与する場合がありますが、その診断と治療は必ず睡眠専門医に相談する必要があります。

私の患者で若い時に魚河岸店に勤め、市場の仕入れに行くため深夜3時に起きる習慣がつき、仕事を引退して20年以上経っても深夜3時に目が覚めてしまう問題が残った人がいます。睡眠専門医にとっても治療に悩む疾患であります。

◎むずむず脚症候群

眠る間際になると、脚に虫がはっているような、気持ちの悪い感覚が続き、脚を揺する、叩く、触るなどの行為を繰り返すと症状は軽快しますが、そのために眠れなくなる疾患です。

症状は脚に出ることが多いですが、場合によっては手や体幹に出ます。寝入ってからでも無意識に脚がピクピク動いたりすることを伴うことがあります。

不規則な生活で症状を引き起こすことがあります。過度のカフェイン、アルコール、喫煙などが招くこともあります。また、食事の栄養バランスが悪い、特に鉄分不足が関与することがあります。これらの誘因がある場合、まずは生活を正すことから始めることが必要です。

近年の科学の進化により農作物の収穫が早くなり、土から充分なミネラルを吸収できないまま出荷されるため、過去に鉄含有量の優等生であるほうれん草などの野菜の鉄含有量が減少していることが話題になっています。

また、手入れに手間がかかる鉄鍋が使われなくなり、テフロン加工調理器具が重宝されるがため、われわれの食事に鉄不足が問題になっています。

鉄不足が睡眠障害を起こす可能性があることは意外と知られていないので、要注意です。

◎レム睡眠行動障害

健康な人ではレム睡眠中に脳が起きて記憶を整理するために夢を見て、その間、脳からの体に抑制機構がかかり、筋肉が弛緩して動きません。

ところがこの抑制機構が障害されると、夢の中での行動がそのまま現実の行動となって現れてしまいます。

大声で寝言を言ったり、腕を上げて何かを探すしぐさをしたり、殴る、蹴るなどの激しい動作が見られます。症状が強いケースでは、起き上がって歩き回る、窓から飛び出して怪我をする、ベッドパートナーに怪我をさせるなど危険を伴うこともあります。

原因が明らかでない場合も多いのですが、約半数例には中枢神経の疾患がみられます。特に、パーキンソン病、レビー小体病、多系統萎縮症などで高頻度にみられ、これらの神経疾患の発症に先だってレム睡眠行動障害がみられることもあります。

この症状は中高年以降に発症することが多く、症状が軽い間は自分で自覚がまったくありません。しかしやたらと悪夢にうなされて起きるようなことがあったら要注意です。

レム睡眠行動障害のために熟眠感がなくなり、昼間眠気が出てしまうことがあります。

心当たりがある場合、必ず一度睡眠専門医にご相談ください。

コラム

羊を数えると眠くなる!?

近年、有料音楽配信が流行し、インターネットから眠れない人のために「羊を数える声」を聞くことが可能です。面白いことに、異なる声優でたくさんバージョンが出されており、需要があることに驚きました。

ところで無料動画配信のユーチューブでも羊を数える投稿があり、サイトによっては2～8時間と一晩中優しい声で羊を数えてくれます。ユーチューブといえば何百万フォロワーもいる人気サイトです。一体誰が羊を数える声を8時間も聞くのか、どれだけの国民が睡眠に悩んでいるのか、と不安でフォロワー数を覗いたら、変にほっとするかわいい数字でした。

それよりも単純に流しっぱなしにして眠ったのか、それとも8時間最後まで聞いた人がいたのか、余計な想像をしてしまいます。何よりも8時間も聞いたら朝が来ていますから、聞き終わるまで起きて活動したほうがいいのにと思ったりもしました。

さて、なぜ眠れなくなると羊を数えるか、わかりますか？

このことをまじめに研究で取り組んだ学会発表があり、２０１２年日本睡眠学会で「羊を数えると本当に眠れるのか？　入眠促進における腹式呼吸との比較」を発表した金子凌太郎氏は、**羊を数えても眠くならないどころか、むしろ数えることによって眠れなくなる可能性を指摘**しています。

子どもの頃、眠れなかった時に親に羊を数えろと言われて、どう数えても眠くならなかった謎が解けた瞬間であり、何よりも数えることが睡眠を悪化させるというおまけがついているとは、驚きでした。

ではなぜ眠れない人に羊を数えるといいと言われるようになったのでしょうか。

実は羊を数えて眠れるようになるのは、英語圏か英語に卓越した人にしか効果がありません。英語で羊は「sheep」（シープ）、眠るは「sleep」（スリープ）、つまり「シープ」

を頭の中で反復すれば、「スリープ」と混乱し、自己暗示で眠くなるという仕掛けです。

「ダジャレかい！」とつっこみたくなります。

PART 7

寝酒の危険性と、正しい睡眠薬の使い方

図27　眠れない時の対処法

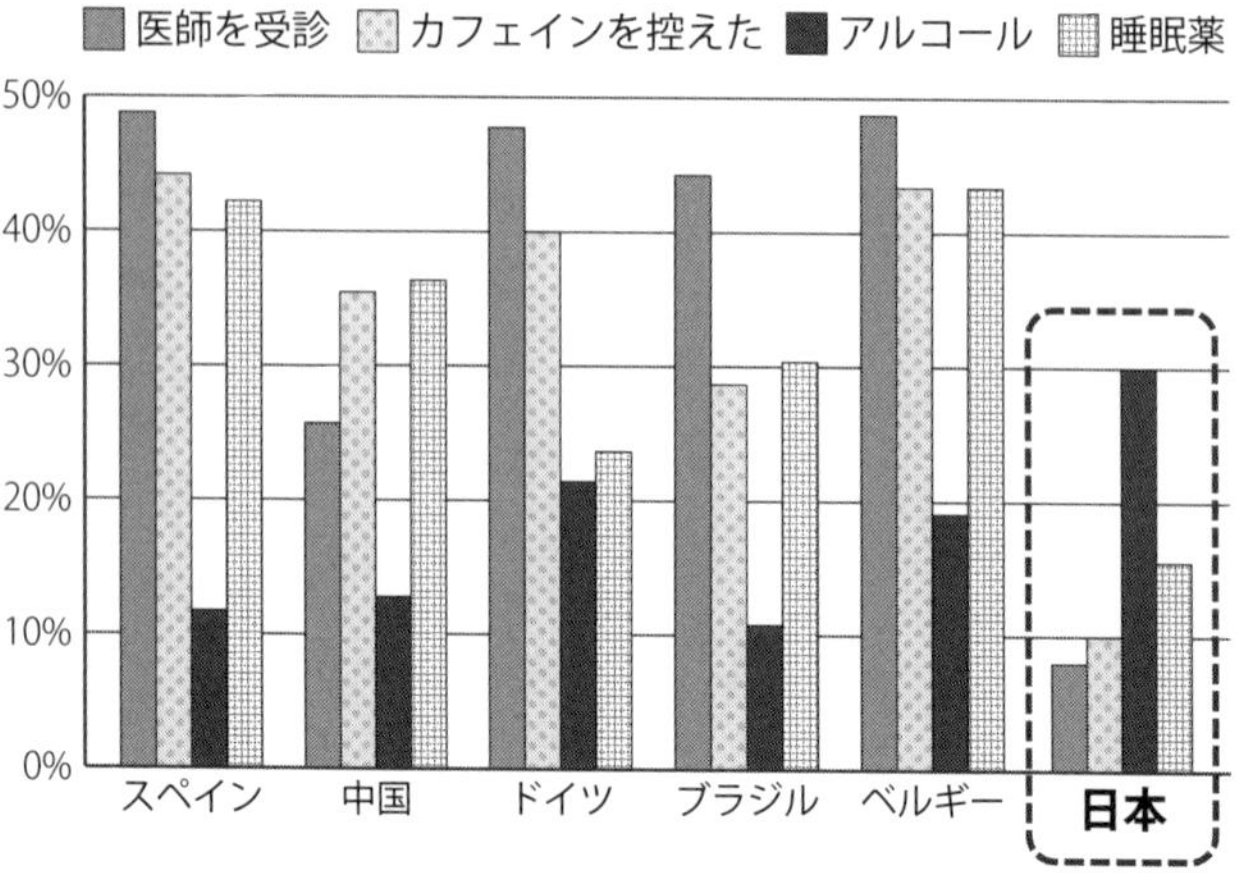

出典：SLE-EP Survey

日本人が大好きな寝酒

さあ、いよいよ何をしても眠れない時に寝酒をすることはありませんか。

世界10カ国3万5327人を対象にしたSLE-EP Surveyのデータから、「眠れない時の対処法」として「医師を受診する」「カフェインを控えた」「寝酒」「睡眠薬」の4つから選択をさせたところ、**日本人は断トツに寝酒を選ぶ**ことがわかりました（図27）。

この4つの選択肢の中で、**医師の目から見た場合、もっとも避けてほしいのは寝酒**であります。

寝酒でアル中になる!?

キッチン・ドリンカーという言葉を聞いたことはありますか。

女性が家事をしながら飲酒する形態の象徴的なもので、飲酒量の増加やかくれ飲みにつながり、アルコール依存症と関連するものです。

料理に使っていたお酒を味見がてら飲んでいるうちに、その味にはまってしまいやめられなくなってしまう状態が生じるようになり、アメリカで急増した女性のアルコール依存症が問題となりました。台所に置かれたお酒がきっかけとなったところからキッチン・ドリンカーと呼ばれるようになったのです。

近年、日本でもキッチン・ドリンカーが増加し、厚生労働省もこのことを重視し、e-ヘルスネットでその危険性を発信しています。

実は寝酒はキッチン・ドリンカーと同様、アルコール依存症に陥りやすい行為であることを認識していただきたいと思います。

キッチン・ドリンカーは女性が抱えるさまざまな生活ストレスがきっかけといわれています。一方、寝酒する方は不眠がストレスです。

お酒は食欲を増進し、消化を手伝い、適量であれば、晩酌することはむしろお勧めします。しかし飲むタイミングと量が重要です。

アルコールが体内に入ると、代謝が亢進し、血液内に入ると肝臓に送られ、分解が開始されます。アルコールは約3時間後にアセトアルデヒドに変化し、さらに酢酸へと代謝されます（図28）。アルコールが体内に入るとフラッシング反応、つまり顔が赤くなる、脈拍が上がる、呼吸が速くなる、いわゆる酔っ払う現象が起こります。

酒に強い弱いにその差はあるものの、フラッシング反応がまったく起こらない人はいません。フラッシング反応でやがて筋肉が弛緩し、眠気が出てくるため、飲酒が寝酒として使われるようになったのです。

図28 体内に入ったアルコール

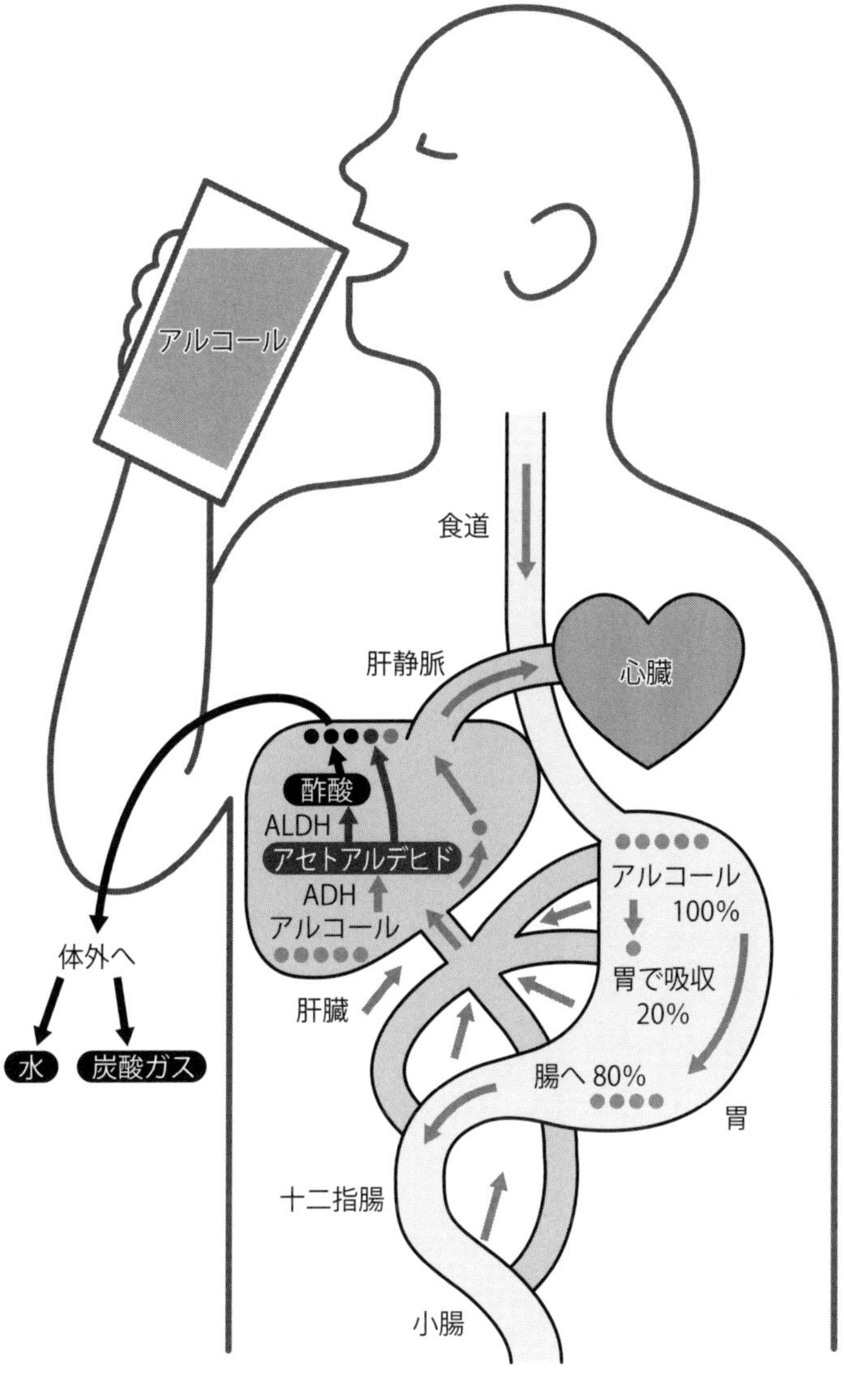

ところがアルコールは睡眠中の呼吸を乱すため、いびきをかき、睡眠時無呼吸症候群がある人は症状が悪化します。

また、アセトアルデヒドまで分解されると、急に覚醒作用を持ちます。飲酒した深夜に一度目が覚めてしまいがちになるのはこれが理由です。

覚醒した記憶がなくても、睡眠は浅くなり、意識できない覚醒を何度も繰り返し、睡眠の質を低下させます。

アセトアルデヒドはさらに翌朝の頭痛を起こし、仕事に影響するのみならず、発がん物質であるがゆえ、多量飲酒を続けると、食道がんや肝臓がんなどの悪性腫瘍が発生します。

また、睡眠薬の代わりにお酒を使うことはアルコール依存しやすい上、悪い質の睡眠となり、翌日の活動にミスが出やすくなります。

そもそもお酒や睡眠薬を使う前に、規則正しい生活を整える必要があります。

そのように努力してもだめな時は、寝酒をせずに睡眠専門医に相談し、適切な治療を受けることを勧めます。

どうアルコールと付き合えばよいか

やっと寝酒から離脱して元気になった患者から、「今度飲み会に誘われたが、どうしたらいいか」と聞かれます。

アルコールは一方的にデメリットがある訳でもありません。「飲みニケーション」という言葉があるだけに、お酒は人間関係を円滑にする力も持っています。

一方、寝酒する人は、普段から人に過分な気遣いをしがちで、夜になるとストレスで眠れなくなる場合を見かけます。

そのため、飲み会についての質問には次のように答えます。

「それは楽しめる飲み会ですか、もしそうでもなければ、医師から出席を禁止されていると私のせいにしてください」と答えます。

楽しめる飲み会であれば普段のストレスを発散し、仕事仲間との関係を深めるので、一概に断る必要はありません。

近年は飲み会でも最初からノンアルコール飲料にする人も増えてきました。

よくお酒は嗜《たしな》むものといいます。嗜むという言葉は、芸事を身につける意味のほか、悪い結果にならないように自分の行いに気をつけるという深意があります。

飲めない方はノンアルコールでお付き合いし、飲める方もノンアルコールでアルコール量を調整し、楽しく飲む、適度に飲むことが大切です。

どんな酒がよいのか

お酒は大きく分けると、醸造酒、蒸留酒と混成酒の3種類となります。

醸造酒は原料を発酵させたものをそのまま飲むお酒、醸造酒を蒸留して作るお酒を蒸留酒、そして醸造酒や蒸留酒を加工して作るお酒を混成酒といいます。代表的な醸造酒はワイン、ビール、日本酒、などです。

よく安いお酒は悪酔いしやすいといいますが、それは必ずしも事実ではありません。悪酔いはアルコール度数のほか、アルコールの種類、飲み方、そしてほかの混合物のためです。

悪酔いの素であるアセトアルデヒドは体内にあるALDH2という酵素によって分解されるのですが、西洋人はほぼ全員がその酵素を持つことに対し、東洋人は3〜4割だけが持っています。つまり、もともと東洋人はお酒に弱いのです。

また、例えば数種類のアルコールを含む醸造酒の日本酒よりも、何度も蒸留を繰り返すために純度の高いエチルアルコールのみを含む甲類焼酎の方が、アルコール分解プロセスが単純であるため悪酔いしにくいといわれています。

いろいろな種類のお酒を混ぜて「ちゃんぽん」で飲むと酔いやすいのは、例えばビールの後に日本酒を飲むと、炭酸により日本酒の吸収が早くなるからです。

飲み屋さんに着くなり「取りあえずビール」という習慣は、早く酔って経済的に済むという裏事情もあるかも知れません。

図29　晩酌のお酒の適量

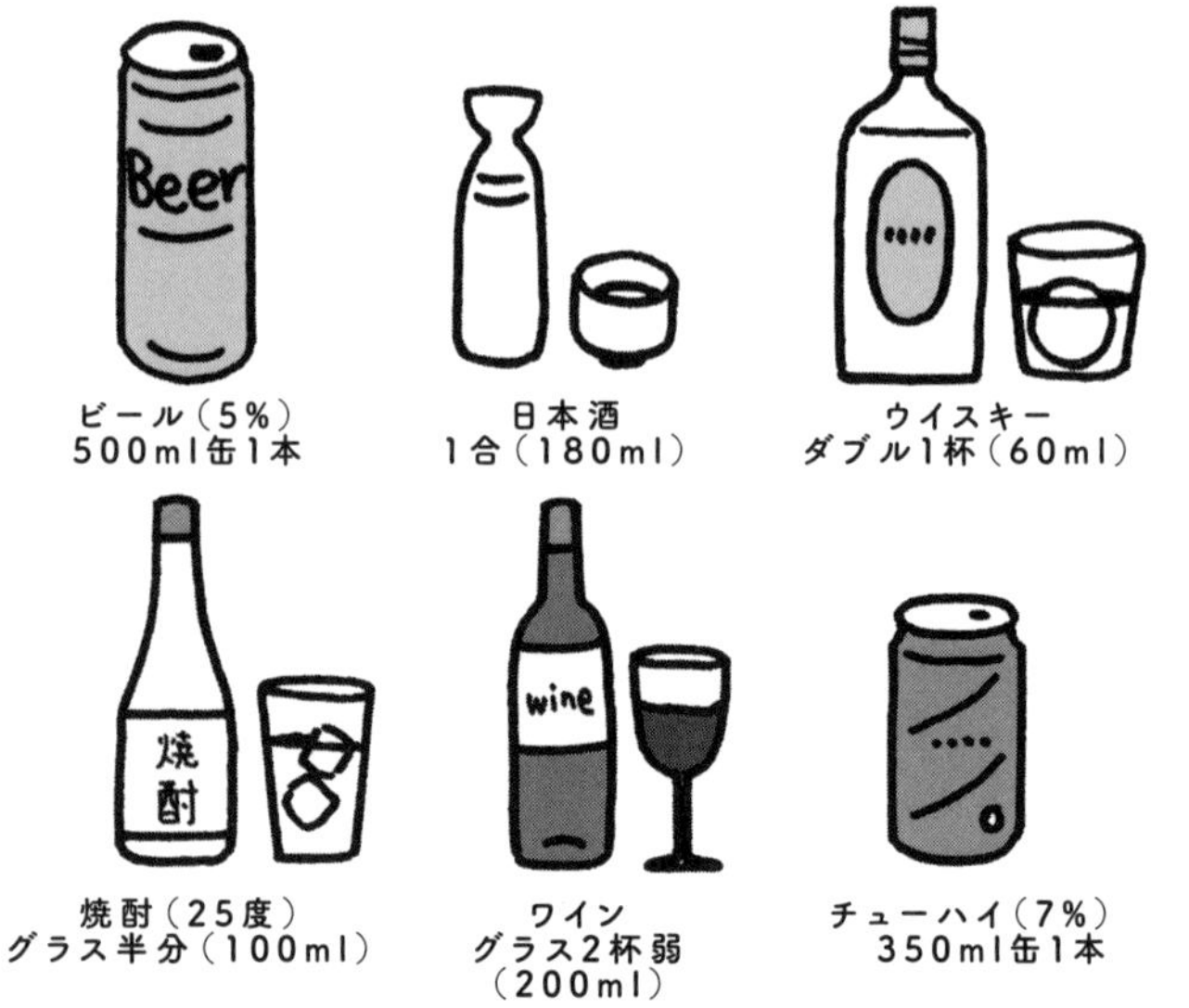

Beer
ビール（5%）
500ml缶1本
日本酒
1合（180ml）
ウイスキー
ダブル1杯（60ml）
焼酎
焼酎（25度）
グラス半分（100ml）
wine
ワイン
グラス2杯弱
（200ml）
チューハイ（7%）
350ml缶1本

もし安いお酒が酔いやすいということがあるならば、混合物による可能性があります。安いお酒は添加物が入っていることがあり、例えばお酒に色をつけるためのコンジナーやタンニン、または酸化防止剤の亜硫酸塩やアミンなどの薬物に対するアレルギー反応の可能性があります。余裕があるならば、お酒を選ぶ時は添加物のない自然に熟成したもののほうが体には優しいです。

晩酌のお酒はワインなら1〜2杯（200ミリリットル）、ビールなら缶1本（500ミリリットル）、日本酒なら1合

（180ミリリットル）であれば、食欲を促進し、そして飲み終わった時から就眠まで3時間以上空ければ睡眠に悪い影響を与えません。

ただし、リラックスし過ぎると寝落ちするので気をつけてください。

睡眠薬は危ない!?

「よく睡眠薬はやめられなくなるから怖い」というイメージを受けやすいですが、それは必ずしも間違いではありません。しかし、正しいという訳でもありません。誤解を一般に与えた理由に、過去「精神安定剤」と呼ばれる薬物が睡眠薬として頻繁に使われたことがあります。

初代「睡眠薬」と呼ばれたのは、麻酔薬のバルビツール酸系薬剤であり、麻酔効果で人間の意識をなくすことができる一方、大量に服用すれば呼吸停止に至り、生命に危険を与える可能性がありました。

その副作用を改善して開発されたのが、1960年代に出現したGABA受容体作動薬のベンゾジアゼピン製剤であり、時には「精神安定剤」と呼ばれ、時には「自律神経薬」、そして肩こり、頭痛にも効く薬などと、患者に説明する際に応じてその呼び名が変化しました。

ベンゾジアゼピン製剤に代表される薬剤はハルシオン®、レンドルミン®、デパス®、リスミー®、サイレース®、ベンザリン®、ドラール®、メイラックス®、などがあります。

近年、ベンゾジアゼピン製剤はアルコールやタバコとほぼ同様な依存性と有害性が指摘されたため、2000年頃からベンゾジアゼピン製剤の副作用を軽減した非ベンゾジアゼピン製剤が出現し、いわゆる「入眠剤」といわれる薬物が出現しました。「入眠剤」と呼ばれる薬物はアモバン®、マイスリー®、ルネスタ®の3剤でありますが、これらもGABA受容体作動薬であるため、ベンゾジアゼピン製剤と同様に慎重投与が必要だといわれています。

過去は意識さえ失うことができればそれが睡眠だ、という考えからGABA受容体作動薬の開発を行ってきましたが、結果的にこれらの薬物を長期使用すると睡眠が悪化し、さらに睡眠の質が悪化した不眠に陥るなどの合併症が生じるため、近年、ベンゾジアゼピン製剤を不眠の第一選択とすることは避けられるようになりました。

それのみならず、代謝において、GABA刺激は「報酬に関わる神経回路」においてドーパミン量を増やす結果となります。

学生が勉強してテストで点数が上がった時、会社員が仕事してボーナスが手に入った時、スポーツ選手が試合で優勝した時など、脳内でドーパミンが大量に分泌し「報酬に関わる神経回路」を促進します。つまり、一種の快楽ホルモンであるため、薬物で「報酬に関わる神経回路」が促進すると、その薬物に依存症状が発生しやすくなります。

「精神安定剤」と呼ばれたベンゾジアゼピン製剤は、肩こりや頭痛に直接作用するのではなく、快楽ホルモンの出現により、痛みや苦痛が和らげられるといわれています。

そのため、近年ベンゾジアゼピン製剤は麻薬類似薬といわれ、WHO（世界保健機関）も精神治療目的以外で安易に投与してはならないと啓発しています。

真の睡眠薬とは

2010年以降、世界で初めての「真の睡眠薬」と呼ばれるメラトニン受容体作動薬、そしてオレキシン受容体拮抗薬が開発され、年々その市場が伸びています。

GABA受容体は大脳皮質を含め脳全体に存在し、そのため、ベンゾジアゼピン製剤内服は思考力が低下し、一見眠気が来るように感じます。

一瞬意識を失っても中途覚醒しやすく、質のいい睡眠とはならないため、量を増やしがちであり、長期投与により脳全体に認知機能低下などの副作用が起こりやすくなります。

認知機能を大切にするのでしたら、睡眠薬にベンゾジアゼピン製剤を内服することを避けるべきです。

それに比べると、睡眠にとって大切なホルモンであるメラトニンは松果体から、覚醒にとって大切なホルモンであるオレキシンは視床下部から、それぞれの部位に薬物

図30　睡眠関連薬の時代的移行

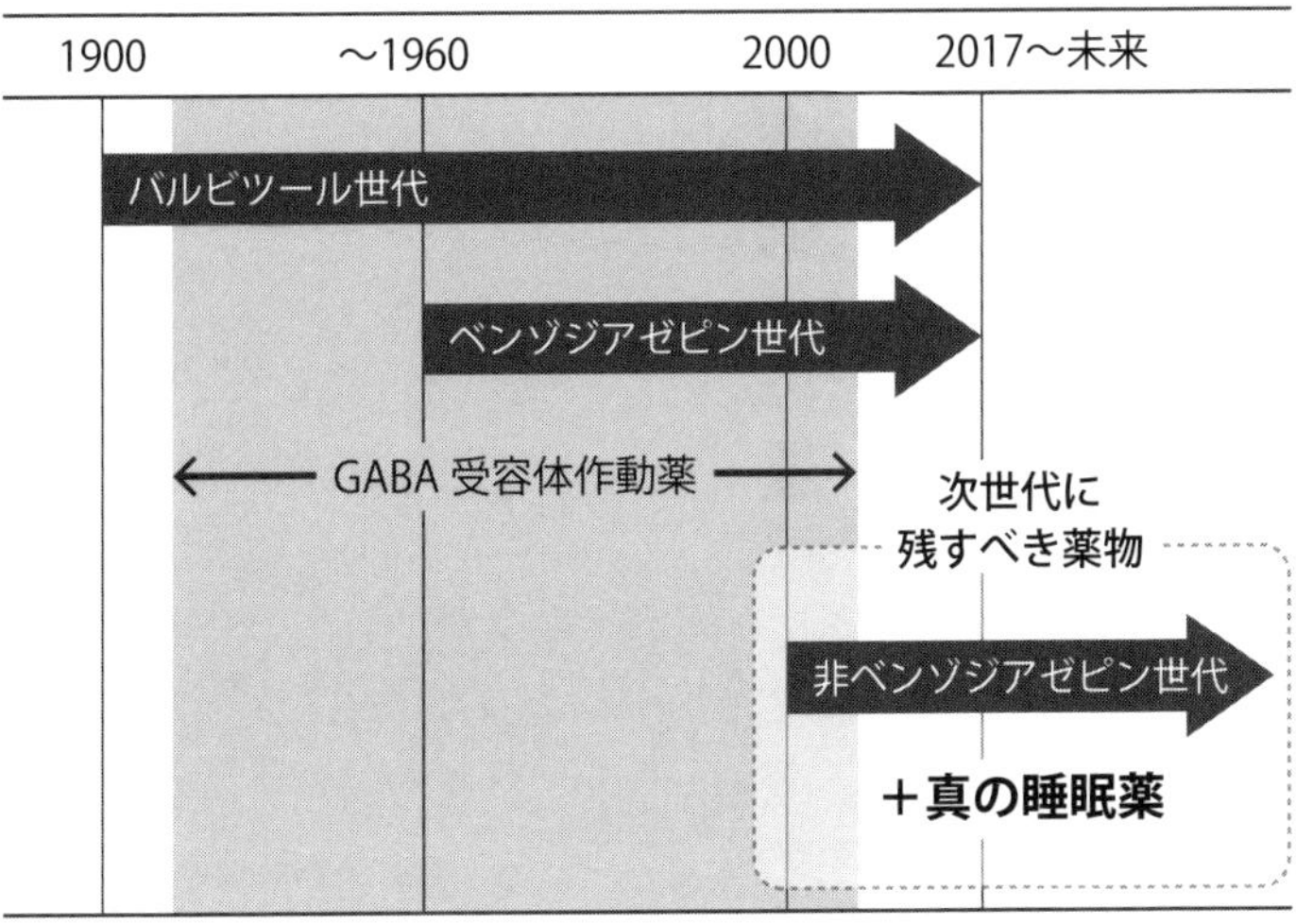

が作用しても、記憶には影響を及ぼさないので、臨床治験でも認知機能には作用しないとの結果が得られています。

なぜこの2剤が「真の睡眠薬」と呼ばれるようになったかというと、人間の体にある睡眠生理学に基づいて考えられた薬物だからです。

不眠症になるのは、メラトニンが不足しているためであり、メラトニン分泌を促せば改善する、という考えから自然睡眠を招く薬物が先に開発されました。

それまで人工物のメラトニンがなかなか製造できなかった中、２０１０年に武田薬品よりロゼレム®というメラトニン受容体作動薬が発売されました。

それに遅れて4年、2014年にメルク・アンド・カンパニーから、ベルソムラ®という初のオレキシン受容体拮抗薬が発売されました。

さらに2020年、エーザイからデエビゴ®というオレキシン受容体選択的拮抗薬が市場に出現しました。

よって「真の睡眠薬」と呼ばれる薬物は、この3剤が代表的です。

真の睡眠薬の選択

さあ、過去のベンゾジアゼピン製剤問題を二度と引き起こさないようにするためには、成人に投与できる睡眠薬は現在2種類・3剤から選びます。

◎メラトニン受容体作動薬

ロゼレム®はもっとも安全性が高い薬物と言っても過言ではないように思います。ただ、臨床治験と実臨床での評価はやや大人しい薬物という印象を持ちます。それには理由があります。

そもそもメラトニンが高まれば人は絶対眠くなるかというと、必ずしもそうではない可能性があるのです。例えばメラトニン分泌は午後3時から始まるので、では午後3時に眠くて仕方がないかというと、そうでもないのです。人が眠くなるには、メラトニンの上昇はもちろん、いろいろな環境因子なども加わるのです。

また、メラトニンは概日睡眠リズムに関連するホルモンであり、どちらかというと、私は睡眠リズム調整に投与します。

前述の睡眠衛生を整えることを条件に使うと、いい質の睡眠が得られます。実際私は海外出張の際の時差呆けに必ずこの薬物を持参します。施設にいる高齢者は認知機能が低下している可能性があり、転倒するリスクがあることを考えると、安全面でもこの薬物を選択します。

ただ、ひとつ問題があります。この薬物は1種類、8ミリグラムの錠剤しかありません。この容量はメラトニン受容体作動薬としては最大量であり、体重の少ない高齢者にはいささか量が多いように感じます。

メラトニンが過量になると、頭痛や頭重感、めまいなどを引き起こすことがあるので、実際この錠剤をピルカッターで半分に割って4ミリグラムから投与するのもいいように感じます。

◎オレキシン受容体拮抗薬

この薬剤はベルソムラ®と、後から発売されたデエビゴ®のどちらかを選ぶこととなります。効果については好き嫌いがあるのでなんとも言いがたいところはあります。

ベルソムラ®は発売されて10年以上経過しているため、実際の臨床実績が得られているので安心感はあります。

一方、後に開発されたデエビゴ®は、オレキシン受容体が2種類ある中の、オレキシン2受容体をより選択的にブロックします。そのため、眠りにつくまでの時間がぐっと短縮されました。実際、現在薬品会社がこぞって研究開発し、治療研究している新しい薬物はほぼオレキシン受容体拮抗薬であり、医療業界でもっとも認められた睡眠薬と言っても過言ではありません。

なお、この薬物にはいくつか随伴症状があります。たいへんいい薬物である反面、これらの随伴症状を理解しないと、内服することをためらう可能性があります。

オレキシンは覚醒するホルモンであり、それを抑制して眠りに導く訳ですので、飲むタイミングが遅かったり、深夜に起きて内服したりすると翌日朝まで効果が残り、ボーッとする、ふらつき、起き辛いことがあります。

患者に投与する際、私は起きる時間を聞いて、早めに内服することを指導します。例えば夜11時に寝て、朝6時に起きられる患者なら、夜10時には内服していただきます。

急激に眠くなる薬物ではなく、気持ちのいい眠気を誘う薬物なので、眠気を感じたら11時前に入眠するように話します。それでも朝ボーッとする可能性はありますが、カーテンを開けて、光を間接的に目に入れ、少しストレッチし、シャワーを浴びると症状は徐々に消えます。

もうひとつは悪夢です。一度でも悪夢が出ると患者は内服を中止しますが、それはもったいない話です。

慢性不眠に陥った患者やベンゾジアゼピン製剤などを内服している患者は、レム睡眠がかなり減少している可能性があります。この薬はレム睡眠を増やすのです。認知機能はレム睡眠と関連するといわれており、夢はたくさん見たほうが健康的です。ただ、毎晩夢を見ているのですが、悪夢に限って驚いて覚醒するため、患者はたいへん嫌がります。

悪い夢の裏にもっとたくさんのいい夢を見ていますが、いい夢は気持ちがいいので覚醒しないだけであること、夢をたくさん見られることがこの薬物のよさなので、持ち味を嫌がるのはもったいないと説明すると、それから二度と悪夢を見ないことがほとんどです。

副作用と呼ばずに随伴症状と呼ぶのは、副作用と呼ぶと何か体に悪いことでもあるように感じとる患者がいるので、敢えて主作用に随伴して起きる症状と説明しています。

コーヒーの苦み、みかんの酸味など、口を刺激するがそれがまたいい、というように、この薬物の特色を知ると、今後もオレキシン受容体拮抗薬が開発され続ける意味が理解できるように感じます。

それでもコーヒーの苦みを嫌がる人のために苦くないコーヒー、酸っぱくないみかんが開発されるように、今後もオレキシン受容体拮抗薬の開発に期待したいと思います。

おわりに

人生で初めて、本屋さんに並ぶ「一般書」を書かせていただきました。還暦まで学者の端くれ、数百枚の論文と3冊の医学書を書きましたが、先輩から「一般書」は学者を辞めた時にしろよ、と言われた覚えがありました。

論文は、仮説を立て、検証、立証、結果、考察を経て結論に導くものです。揺るがない結果を出し続けた論文をもとに医学書が書かれます。一方、「一般書」は専門ではない方々に理解していただくため、学術を意訳しないと書けないのです。意訳って意外と誤解を招き、さらに社会影響も与えかねません。正直、「一般書」を書くことは医学書以上に難しいと感じます。

それでも本を書こうと思った理由は、社会への貢献が、これまで支えてくれた人たちへの恩返しだと思ったからです。これまで支えてくださったすべての方々に感謝申し上げます。

生んでくれて感謝

私は台湾の最南端・屏東で生まれ育ち、小学校6年生だったある時、父親が突如、家族全員を集め、深刻な面持ちで「日本に行くぞ」と言いました。

急に始まった日中国交で劣勢になった台湾の未来に不安を感じた父は、それまで耳鼻咽喉科医として築き上げたものをすべて捨て、家族を連れて日本に渡りました。台湾の大きな家から、急に家族5人が日本の四畳半の部屋で暮らし始めました。日本語ができないまま学校に放り込まれ、そりゃたいへんでした。

父はゼロから勉強し、来日した翌年には日本医師免許を取得しました。開業するまで大学で学者をしていた姿が、今日の私に大きな影響を与えました。

不器用な父だから、「最期は私が看取らないといけない」とよく言っていた母が、残念ながら先に神のもとに行かれました。そのショックを忘れたいためか、父はその日からどんどん記憶が失われていきました。

私が車椅子を押し、ほぼ発言しなくなった父と散歩したある時、父の口から驚く言葉が出てきました。

「お前らを日本に連れて来てよかっただろう?」

人生の激変にもっとも辛くて苦しかったのは父母であったのに、まともにお礼の気持ちを伝えたことはありませんでした。社会に貢献することが唯一、父と母への恩返しだと思っています。

父さん、母さん、ありがとうございます。

救ってくださって感謝

面白いことに政治でも選挙になると楽しそうに暗躍する人たちがたくさんいます。

不覚なことに、周囲に煽られて色気が出たのでしょうね。私も元上司の制止を振り切って、母校の教授選挙に出ようとしました。途端、周囲の雰囲気が一変し、誹謗中傷がはびこり、審査落ちという想定しない状態に陥りました。

誰にも相手にされない失望の中、一本の電話がかかりました。他大学の教授からでした。

私が審査落ちをした理由のひとつは「全領域ではなく、めまいと睡眠しかできない偏った人間だから」だと聞いていました。それを教授に語ると、「なんでもできると思っている人間たちは実は何もできない。君の才能を見いだせないなら、面倒みるよ」と手を差し伸べてくれました。うつ状態は、人の言葉で一瞬にして治ることがあることを体験し、今でも診療姿勢の核となっています。

この教授の下には、私と同じ思いで全国から多数の後進が集まりました。教授は定年後、全国の耳鼻咽喉科医をまとめる最高峰に立つ学会の理事長として選ばれ、今年度満期を迎えられます。この教授がいなかったら今日の私はおらず、この本の存在もありません。

村上信五先生、ありがとうございます。

歌ってくださって感謝

20年前、内科の先輩からあるタレントさんの声の調子が悪いから診察をしてくれないかと頼まれました。治療をしたところ症状が改善し、たいへん喜ばれました。当時から有名でしたが、今では国民的スターであるにもかかわらず、以来、名古屋に来るたびに声をかけてくださるようになりました。

お招きいただき、コンサートに行かせていただくと、懐かしいメロディと新曲、心にしみる歌と踊るビート曲。さらに曲間の語りの内容は涙あり、にやける笑いから爆笑まで、自律神経がびっくりするようなエンターテインメントです。すべてのファンに対する思いやりとホスピタリティをこの方から学び、診療の姿勢に生かせていただきました。

東日本大震災の時には誰よりも早く現地入り。またコロナで疲弊した医療者たちにエールを送り、歌で万人を癒やし、自分の疲れよりも人を励ますことに生き甲斐を感じる献身ぶりを目の当たりにしてきました。還暦くらいで仕事から退くな、最期の瞬間まで頑張れと、私自身への叱咤激励となりました。

ライフワークをまとめたこの本に帯のコメントをお願いしたところ、二つ返事で引き受けてくださいました。歌から人生を教えてくださったこの方に深謝いたします。

さだまさしさん、ありがとうございます。

書かせてくださり感謝

時々「本を書きませんか」の案内が送られて来ますが、気をつけないと怪しい会社が存在することがあります。ある知名度の高い出版社から来た案内に反応したところ、多額な出版料を要求する上、執筆料ゼロという条件にたいへん驚きました。

その中で心が揺らされた手紙が一通舞い込み、一度その編集長に会ってみたくなりました。

デジタル時代に出版業界が苦境であることは重々に承知、応援したい気持ちもあります。一方、私は自分の知識を安売りする気持ちはありません。本を書く人間と編集・出版を担う人間との二人三脚がうまくいかなければ、いい本ができないことは過去の経験から学んでいます。私にとって、いいチームプレイができる相手であるかどうかが、もっとも重要です。

社員も多くいる中、代表取締役を兼ねる編集長は、細かい打ち合わせから原稿チェックまで、一対一で対応してくださいました。この本に社運をかけてくださった気持ちが強く伝わり、いい内容を書くモチベーションは上がったまま、ここまで来ました。

この本が皆様に喜ばれ、役立つ一冊でありますよう、強く願います。

松島一樹さん、ありがとうございます。

最後に――。

家族、患者、仕事仲間、友人、私の周りにいるすべての方々、ありがとうございます。

世界の皆様にとって、毎日ぐっすり眠られることをお祈りしています。
いい眠りはいい人生を持たせします。
Good Sleep, Good Life!

60歳《さい》からの認知症《にんちしょう》にならない眠《ねむ》り方《かた》

2023年10月5日　初版第1刷

著　者――――――中山明峰《なかやまめいほう》
発行者――――――松島一樹
発行所――――――現代書林
〒162-0053　東京都新宿区原町3-61　桂ビル
TEL／代表　03(3205)8384
振替00140-7-42905
http://www.gendaishorin.co.jp/

デザイン――――――岩永香穂（MOAI）
カバー・本文イラスト―坂木浩子
本文イラスト―――宮下やすこ
図版――――――――松尾容巳子
写真――――――――TAGSTOCK1（62ページ）

印刷・製本　㈱シナノパブリッシングプレス
乱丁・落丁本はお取り替えいたします。

定価はカバーに
表示してあります。

ISBN978-4-7745-1988-3　C0047